U0351809

便秘腹泻肠不好
这样吃就对了

生活新实用编辑部　编著

江苏凤凰科学技术出版社·南京

图书在版编目（CIP）数据

便秘腹泻肠不好这样吃就对了 / 生活新实用编辑部
编著. — 南京：江苏凤凰科学技术出版社，2024.2
（含章. 食在好健康系列）
ISBN 978-7-5713-3729-2

Ⅰ. ①便… Ⅱ. ①生… Ⅲ. ①肠疾病 – 食物疗法
Ⅳ. ①R247.1

中国国家版本馆CIP数据核字（2023）第162332号

含章·食在好健康系列
便秘腹泻肠不好这样吃就对了

编　　　著	生活新实用编辑部
责 任 编 辑	汤景清
责 任 校 对	仲　敏
责 任 监 制	方　晨

出 版 发 行	江苏凤凰科学技术出版社
出版社地址	南京市湖南路 1 号 A 楼，邮编：210009
出版社网址	http://www.pspress.cn
印　　　刷	天津丰富彩艺印刷有限公司

开　　　本	718 mm × 1 000 mm　1/16
印　　　张	15.5
插　　　页	4
字　　　数	380 000
版　　　次	2024年2月第1版
印　　　次	2024年2月第1次印刷

标 准 书 号	ISBN 978-7-5713-3729-2
定　　　价	56.00 元

图书如有印装质量问题，可随时向我社印务部调换。

目 录

第三章　肠内革命 食疗大扫毒

第四章　便秘通畅 肠道革命

*备注：

1杯（固体）≈250克　　1杯（液体）≈250毫升

1大匙（固体）≈15克　　1大匙（液体）≈15毫升

1小匙（固体）≈5克　　1小匙（液体）≈5毫升

第一章　肠道保健知识问答

如何判断自己的肠道是否健康？

从个人日常生活习惯，就可看出肠道健康状况。

从日常生活习惯看你的肠道健康

人的外观年龄可从皮肤皱纹等看出，但是肠道的年龄又该如何判断呢？肠道的老化不是一朝一夕造成的，往往是经年累月的伤害所导致的。所以其实只要多观察日常生活的习惯与变化，就可以简单判断出肠道的健康状况。

肠道可以说是人体中数一数二的最操劳的器官之一，日积月累的不良饮食习惯与不正常的生活作息，都会加重肠道的负担，尤其是饮食，更是肠道健康"无形的杀手"。若饮食不定时、不定量，爱吃肉类、油炸、刺激性食物，长期下来，会给肠道带来很大的负担。

你的肠道健康吗？

从每天的日常生活作息以及饮食习惯，就可以知道你的肠道状态是否健康。

请回答以下问题，若你的情况与所描述的现象符合，请在所描述现象前面的方格中打勾。

□ 每天早晨很容易疲劳

□ 早晨起床后全身缺乏活力

□ 气色很不好，皮肤缺乏光泽、粗糙暗沉

□ 有严重的口臭

□ 已一星期没有排便

□ 很少吃蔬菜与水果

□ 经常不吃或随便乱吃早餐

□ 一天喝水量不到2杯

□ 粪便接近黑色，且有恶臭

□ 经常腹泻

□ 喜欢吃油腻、油炸与辛辣的食物

□ 晚餐时间不固定，有时过了21点才用餐

□ 每天上床睡觉的时间不固定

□ 过了青春期，但是脸上依旧长有青春痘

评量结果：

6个勾以下 ☺ 你的肠道状态很年轻、很健康，请继续保持。

6个勾以上 ☹ 你的肠道已有老化症状，建议你调整自己的生活作息，尽快改正生活中的坏习惯。

1

为什么女性比男性更容易便秘？
由先天生理构造及怀孕期间生理变化等差异所致。

有便秘困扰的人当中，女性占多数。从先天的生理结构与后天行为来分析，女性罹患便秘的概率确实比男性高出2倍左右。

原因1 先天生理构造不同

女性的子宫在骨盆部位会挤压到直肠，使乙状结肠的弯曲程度大大增加，故粪便通过直肠的时间比男性的更久，速度更缓慢。加上女性的肛门前方是阴道，附近的腹肌力量比较弱，因而常常无法产生足够的力量来排便，所以很容易发生便秘。

而且两者体内激素的差异，也可能使女性先天肠道蠕动较慢，所以女性通常比男性更易患便秘。

原因2 怀孕期间的生理变化

女性在怀孕期间更容易出现便秘，因为当胎儿逐渐生长发育时，子宫增大会压迫直肠，使肛门的静脉回流出现障碍。此外，怀孕期间骨盆底部的肌肉会出现松弛，也很容易引发便秘与痔疮。

怀孕初期，因为黄体素分泌的增加，会降低胃肠蠕动速度。肠道中食物的运输速度变慢，会使大肠吸收水分的时间延长，导致粪便变硬而出现便秘的现象。

原因3 生活、运动习惯的差异

大多数女性较喜欢静态或久坐办公室，平常的活动量普遍比男性少，且多数女性不喜欢运动，因此腹肌力量比较弱，导致无法产生足够的力量来排便。

女性在公共场所如厕较不方便，女性常因忙碌或羞于表示想上厕所而忍住便意，长期下来，破坏排便规律，也容易产生便秘。

此外，不少女性在饮食方面，偏好精制类食物，不喜欢吃粗粮及高纤维食物，因此罹患便秘的概率相对男性来说就更高了。

原因4 饮食习惯的差异

许多女性为了苗条身材而进行节食，营养摄取不均衡且量不足。缺乏油脂和膳食纤维，肠道无法得到润滑且蠕动趋缓，进而影响排便的顺畅。

便秘只是小问题，不用太担心？

便秘不可忽视，严重时可致癌。

千万不能小觑便秘。当便秘持续恶化时，肠道会逐渐老化，对细菌与病毒的抵御能力会降低，因此很容易引发大肠癌、乳腺癌、肝病或心血管疾病等。便秘不仅会引发身体的各种慢性疾病，还会使身体的抵抗力降低，加速身体细胞老化。

宿便的可怕与危害

长期堆积在肠道中的宿便，会使有害菌在体内产生毒素。腐败菌会在宿便这一温床中持续发酵，产生各种有毒物质，如组胺、挥发性胺、硫化氢、甲烷等。这些有毒物质将在体内通过血液循环进行"旅行"，并输送到全身各部位，造成难以想象的危害。

化妆室

危害 1 放臭屁

宿便使腐败菌增加，会产生硫化氢、氨等气体，使人容易排出恶臭的粪便及屁，造成生活上的不便与困扰。

危害 2 小腹凸起

据调查显示，每2天才排便1次的女性，比每天都排便的女性发生腰腹臃肿的概率高。宿便堆积会导致人体摄取的食物无法被有效消化，体内持续堆积代谢后的粪便，久之会出现各种病症，亦容易导致小腹凸起。

无法顺畅排便时，肠道内会堆积许多脂肪与毒素，由于小肠非常长，若全部堆积粪便时，就会使小腹凸起。

无法排出体外的各种脂肪与蛋白质的代谢物质会在肠道中开始腐败，产生大量气体，使腹腔增大，也会使腰围逐渐增大。越来越大的腹部会使腹肌变得松垮，让腹部往前凸起，成为"大腹翁"或"大腹婆"。

危害 3 皮肤粗糙

因便秘而堆积在体内的毒素无法排出，会再度被人体吸收，渗进血液中。肌肤是人体重要的排毒器官，人体通过皮肤表层进行排毒，会引发肌肤粗糙、暗沉，肤色蜡黄，出现黄褐斑和面疱等。

危害 4 头痛

便秘将导致肠内的腐败细菌增生，产生大量有害物质。携带大量毒素的血液，无法运送充足的氧气到脑部，容易出现头痛与健忘等症状。

危害 5 全身酸痛

宿便产生的有害物质随着血液流至全身时，其中过多的疲劳物质会使肌肉酸痛；有毒物质会导致血液循环受阻，进而引发手脚冰冷等症状。

危害 6 罹患慢性疾病

体内堆积的腐败物质增多时，会产生活性氧化物质与其他有害物质。当其一起循环至全身时，会大大破坏人体的免疫系统，导致免疫功能下降，使人体容易感冒，甚至罹患各种慢性疾病。

危害 7 有致癌危险

腐败物质持续堆积在肠道中，会直接造成肠道细胞的突变或死亡，甚至引发大肠癌；而女性身体内部的激素受到腐败物质的异常干扰，导致激素分泌受阻，也可能使女性罹患乳腺癌。

便秘族，请这么做。

便秘的原因，通常为不正常的饮食习惯、生活节奏过于紧张、平常很少喝水、经常熬夜、缺乏运动或没有定时排便的习惯。要改善便秘，先从这些细节做起。

1 不要边看书边上厕所，以免分散注意力。

2 蹲姿可使肛管、直肠的角度增大，有利于排便。

3 早晨大肠蠕动最快，有利于养成排便习惯。

4 凌晨1～3点是大肠排毒时段，早睡有助于清晨顺利排便。

5 放慢生活节奏，有利于肠道消化吸收能力的恢复。

宿便对人体有什么影响？

宿便对人体的影响	引发症状	
腐败物堆积在肠道	● 腹痛 ● 粪便有恶臭	● 腹部凸起 ● 放臭屁
腐败物刺激肠道黏膜	● 形成大肠息肉	● 引发大肠癌

口臭跟便秘也有关系？

宿便会产生毒素，造成口臭及口腔疾病。

即使平常养成清洁口腔的好习惯，难闻的口臭也挥之不去，甚至影响正常社交和日常生活时，那就不容轻视了。口臭的原因很多，长期便秘也是其中一个常见因素。

宿便产生毒素，引发恶臭

长期便秘，会使肠道堆积宿便，这是引发口臭的根源。宿便长期堆积在腹部，在有害菌的发酵作用下，会产生各种毒素。由于无法顺利排便，毒素无法排出体外，就会通过血液循环作用，流到身体各器官中。

如果毒素扩散到鼻咽部与口腔，就会引发口腔与相关器官的疾病，从而产生腐败性的臭味。这就是每日刷牙仍无法改善口臭的症结所在。

除了便秘会造成口臭，其他引起口臭的原因还包括：牙周病、鼻涕倒流、胃食管反流性疾病、幽门螺杆菌感染、肝肾疾病等。但是这些疾病必须由专业医师诊断，才能确诊。

口臭者的肠道有害菌

口臭是肠道的健康警讯，如果没有及早应对，往往会引发各种严重的肠胃病症。

肠道菌类	口臭者肠道有害菌的数量
大肠杆菌	比正常人高出约200倍
幽门螺杆菌	比正常人高出约150倍

便秘会造成各种疾病

便秘

→ 腹部胀气、食欲不振、恶心、腹痛、皮肤粗糙、口臭

→ 口干舌燥、心情烦躁、脾气暴躁、失眠

→ 痔疮、直肠炎、直肠溃疡、高血压、心肌梗死、脑卒中、心律不齐、动脉粥样硬化、肝功能异常

长期便秘，皮肤会变差？

宿便产生的毒素，将引起皮肤粗糙、头发干枯。

便秘者易有黑斑

肠道环境开始恶化时，毒素会在肠道中开始活跃，并通过皮肤排出体外。皮肤表层排出的毒素，最常引发黑斑，也会使皮肤越来越粗糙，甚至使肌肤失去光泽。这些都是便秘产生的毒素所导致的肌肤问题。

想要使皮肤维持在最佳状态，必须保持肠道干净畅通，及时将肠道内的毒素排出体外，杜绝肠内物质转化成毒素，流入血液。只要保持血液干净，就能拥有健康的肌肤。

肠道老化使头发干枯

头发是皮肤的附属物，肠道老化会使原本乌黑光泽的头发变得干枯。

当血液因为摄取过多高蛋白食物而呈污浊时，肠道的消化吸收能力会减弱，进而无法将营养顺畅地送达身体各部位。而原本能发挥保护作用的头发皮脂腺，也会因此出现功能性失调，使头发干枯。

想要恢复原本自然亮丽的秀发吗？从现在起，好好保养你的肠道，别让高脂肪食物与甜食损毁你的发丝。

造成皮肤粗糙的原因

引发原因	说明	引起的问题
肉类吃太多	1 汗液中酸性成分较多，尿素与乳酸含量也会增多 2 乳酸通过汗液流到皮肤表面时，酸性物质会侵蚀皮肤表层	1 肌肤失去弹性 2 皮肤粗糙
宿便堆积	1 促使毒素被肠壁反复吸收 2 身体内部的新陈代谢速度变得迟缓，内分泌失调	1 肌肤失去光泽 2 出现各种色斑
肠胃代谢不良	大鱼大肉或高脂肪饮食所产生的毒素，会随着血液流入血管中，并通过皮肤毛孔排放毒素	1 面疱 2 痤疮
暴饮暴食	1 肠道的消化吸收能力减弱，无法将营养送达身体各部位 2 头发皮脂腺出现功能性失调	1 头发干枯 2 消化不良

过度减肥会造成便秘吗？

食量过少、肠道缺乏润滑，容易便秘。

如今，许多女性为了追求苗条身材，不惜通过节食减餐来达到控制体重的目的，却往往付出了惨痛的代价——便秘。

年轻女性减肥时，经常一味地减少进食量，不仅拒吃肉类食物，就连米面等高碳水的食物也刻意减少摄取量，日常三餐仅摄取少量水果与蔬菜。长时间下来，虽然能使体重降低，却极易导致身体消化系统的紊乱。

缺乏食物和油脂，不利于排便

不正常的节食会使进食量缩减，肠道内的食物残渣也会减少，如此就无法提供结肠足够的刺激，容易发生便秘。由于节食，每餐的进食量很少，肠道内的食物量过少，体积不足，便无法有效刺激大脑的排便中枢，使之无法发出排便的反射指令。

加上节食期间拒吃脂肪类食物，肠道无法获得适量油脂来润滑肠壁，因而会影响排便的顺畅，导致便秘情况更趋严重。

泻药会使直肠反应迟钝

许多年轻女性常对减肥过度热衷；而有的女性为了贪图快速便利，习惯服用各种减肥药来帮助减重。这些减肥药常含有大量促进排泄的成分，可通过大量排泄来代谢多余的脂肪。

习惯性依赖泻药排便的后果，就是容易养成不吃泻药就无法排便的习惯，长期下来，服用的泻药量会越来越大。

泻药只能改善一时的症状，无法完全根治便秘。如长期服用，易使直肠失去敏感性，造成其反应迟钝，导致排泄功能下降，粪便堆积过久，演变成习惯性便秘。

许多泻药都具有一定的毒副作用，易对人体造成危害。含芦荟或番泻叶等成分的减肥药有较多副作用，若长期持续服用，会造成身体电解质紊乱、维生素缺乏，甚至出现肠道炎症，严重者还会引发肠癌等病变。

小心！泻药容易引起副作用

1 药物依赖性

2 严重脱水，体内电解质紊乱

3 维生素缺乏

4 引发肠道疾病

肉吃多了，更容易便秘吗？

肉类没有膳食纤维，会影响排便的顺畅性。

经常吃肉类或大量精制食物的人，由于受到偏食习惯的影响，体内普遍缺乏膳食纤维。没有膳食纤维的调节与刺激，肠道无法有效蠕动，自然会出现排便障碍。

膳食纤维摄取不足，易便秘

现在大多数的食物都经过精制，并且很多人爱吃肉类食物，而肉类食物又欠缺膳食纤维，使人体排泄系统难以发挥原本的功效。

膳食纤维摄取不足时，身体很容易饥饿，进而会不知不觉地摄取过量食物，最终导致血糖、血脂过高，身体也会变得肥胖。

除此之外，经常吃肉类，肠道会在新陈代谢的过程中产生大量毒素，给身体带来很大的负担。

吃太多肉类对身体的危害

1 肠道环境逐渐恶化→便秘、宿便

2 肠道中开始出现腐败现象→肠道产生废气、腐败菌活跃

3 肝脏与肾脏功能低下→肝脏与肾脏功能出现障碍

4 体内酸性物质变多→血液受到污染、细胞活动迟缓

5 慢性病开始出现→出现癌变、心血管疾病等

6 老化提早发生→皮肤老化、粗糙、长斑

为何肉类和动物脂肪会使肠道消化不良？

食物种类	肉类 （五花肉、里脊肉）	动物脂肪 （牛油、猪油、猪皮）及人造奶油
影响肠道消化不良的原因	1 缺乏膳食纤维，无法促进消化代谢 2 不易消化，很容易在肠内腐败 3 含有较多脂肪，需要分泌较多胆汁来消化	1 刺激胆汁分泌，产生大量胆汁酸 2 促进肠道内的细菌繁殖，改变肠道的菌群微生态环境，可能使胆汁酸盐形成致癌物 3 人造奶油会增加人体对维生素F的需求，易影响人体正常的免疫系统 4 人造奶油会使肠道内壁的渗透性增强，使细菌容易穿过肠道内壁而引起感染

为何多喝水能预防便秘？

水分能有效促进胃肠蠕动，润肠通便。

改善便秘，喝水最有效

身体在代谢毒素与脂肪时，需要大量的水分参与。多喝水，才能促进胃肠蠕动，顺利将肠道的毒素与脂肪排出体外。因此当便秘时，不如先从多喝水开始，这样能得到很大的改善。

蜂蜜清肠法，有效预防便秘

蜂蜜中含有丰富的维生素E与矿物质钙、磷，能调节神经功能，有助于滋润肠道，缓解肠道干燥的问题。蜂蜜也能有效促进胃肠正常蠕动，帮助消化，改善食欲及胃肠虚弱引发的便秘。

建议每天晚上睡觉前取蜂蜜10～20毫升，加入适量温开水调匀饮用，注意不要用热水冲泡，以免破坏蜂蜜中的营养成分。

运用蜂蜜清肠法的最佳时间在夜晚，因蜂蜜能使肠胃在睡眠期间获得滋润，促进肠胃的消化，有效缓解便秘，还能改善睡眠质量。需特别注意的是，蜂蜜的含糖量较高，糖尿病患者应避免食用。

正确喝水，才能充分吸收水分

除了饮用充足的水分，掌握喝水的方式也很重要，有效的喝水方式才能让身体与肠道充分吸收水分。

有效的喝水方法，是要一口气将整杯水（200~250毫升）喝完。如果只随意喝上一两口水，无法让身体真正吸收所需要的水分。要大口且一口气地喝水，才能让身体与肠道吸收足够的水分。

喝水排毒，请这样做

1 空腹饮水

无论何时，只要口渴了，都该喝水。但若想改善便秘，饮水的时间最好在空腹时，才能更有效地促进胃肠蠕动。

2 大口喝水

快速喝水加上大口喝水，才能使水分充足流入大肠中，刺激肠道蠕动，改善便秘，而不是在胃部就被吸收，变成尿液。

3 多喝矿泉水

矿泉水属于弱碱性，含丰富的矿物质，可帮助代谢体内废物与毒素。其中，镁能促进胃肠正常运作，让食物更容易被消化。

膳食纤维对肠道有什么好处？

摄取足量的膳食纤维，可清肠排毒。

在膳食纤维对人体的好处尚未被科学研究发现时，很多人只把它当作食物的渣滓，不仅不重视，还把它当作无用之物丢弃。但近年来研究发现，膳食纤维不仅对人体十分有益，而且是不可多得的营养成分。

膳食纤维是什么

膳食纤维可分为水溶性和非水溶性两种。前者能溶于水中，包括海带、紫菜、香菇、香蕉、苹果等，都含有丰富的水溶性膳食纤维，能有效吸附毒素、帮助肠道有益菌繁殖；而圆白菜、红薯、禾谷类、豆类所含的膳食纤维，则属于非水溶性膳食纤维，可增加粪便体积、刺激胃肠蠕动。

膳食纤维好处多

摄取足够的膳食纤维，能帮助肠道中的有益菌大量繁殖，让有害菌无处生存，并可清理肠道，吸附毒素和废物，有效解决便秘的困扰。

膳食纤维的好处还不止这些。在饮食中适度摄取膳食纤维，可以延缓葡萄糖的吸收时间，降低血糖浓度，因此可以辅助治疗糖尿病，帮助控制体重。另外，膳食纤维还可以和胆酸结合，将之排出体外，减少人体对胆固醇的吸收，预防心血管疾病。

膳食纤维怎么吃最有效

每天最好摄取25～35克的膳食纤维，建议多从高膳食纤维的食物中摄取，如全麦面包、绿叶蔬菜、糙米、胡萝卜、苹果等。

此外，每种水果都有充足的膳食纤维，某些果皮中的膳食纤维含量比果肉还要高。过去经常被人们丢弃的谷类外壳与外皮，更是膳食纤维的宝藏。

你还在为膳食纤维摄取不足而烦恼吗？下表是每100克食物中的不溶性膳食纤维含量，可从中找到丰富的膳食纤维来源。

膳食纤维明星排行榜

排名	食物名	不溶性膳食纤维含量（单位：克）
1	紫菜（干）	21.6
2	黑芝麻	14.0
3	黑豆	10.2
4	绿豆	6.4
5	糙米	3.4
6	红薯叶	2.8
7	牛蒡（叶）	2.4
8	菠菜	1.7
9	柿子	1.4
10	胡萝卜	1.3

肠道内的细菌都是有害的吗?

肠道细菌有有益菌也有有害菌,两者相互对抗。

有益菌与有害菌对抗,保护肠道

肠道中有有益菌也有有害菌,有益菌有利于人体健康,有害菌则会产生腐败物质或毒素,两者在肠道中相互对抗。

肠道内的有益菌占优势时,肠道内的pH值为6,呈现弱酸性,这是对肠道健康有益的肠道内环境。若有益菌数量逐渐减少时,肠道pH值会增加为7,酸碱值接近中性,肠道的杀菌能力就会降低,使外部入侵的病菌有"伺机作乱"的机会,进而引发各类疾病。

有益菌能提高免疫力、延缓老化

有益菌能有效改善人体肠道内微生物的平衡状态,减少肠内腐败物质堆积,保持肠道通畅,并帮助人体抵抗感染性病原体,从而提高人体免疫力,预防感染,延缓老化速度。

肠道菌群在正常情况下,对人体的营养成分合成、物质代谢、生长发育及免疫系统的防御发挥着重要功能。肠道菌群是维持人体健康,充分反映肠道环境稳定的指标。

肠道有益菌的主要功能

1 保护身体　　　2 提供营养　　　3 代谢各种物质

4 帮助肠道消化　　5 驱逐病菌　　6 对抗癌细胞

肠道是否健康会影响人体寿命长短?

人体约有90%的疾病与肠道有关。

肠内微生态环境将影响人体寿命

过去，人们总是将保健养生的重点放在人体的心脏、肺脏与肝脏，往往认为胃肠的问题是小毛病，很少正视肠道的健康，也很少注重肠胃的保健。其实，肠道是人体中最劳累的器官之一，但是一直被人们忽略。

肠道中的细菌种类高达500多种，是人体内最大的微生态环境。肠道内菌群的平衡与失调，对于人体的健康与否和寿命长短有着举足轻重的影响。

据医学专家研究证实，人体约有90%的疾病与肠道有关。若无法顺利排便，那些无法排出体外的毒素会通过吸收，循环到身体各器官。专家更明确地指出，一天不排便所累积的毒素，等于一天吸3包烟所产生的毒素。

肠道老化，人体也跟着老化

肠道每天大量消化人体所摄取的各种食物，同时要进行食物的营养吸收，来供给身体各器官与细胞所需要的养分和能量。

肠道是人体中重要的排毒器官。人体每天吸收各种毒素，包括代谢食物后产生的各种毒素，都必须通过正常的消化排泄来完成。

肠道也是人体中重要的免疫器官，人体中约有70%的免疫力来自肠道。因此，肠道与人体的免疫系统息息相关。

如果肠道出现老化，肠道对病毒与细菌的抵抗能力就会降低。身体的细胞也将无法顺利吸收养分、排出毒素，各部位器官将因此出现老化。只有好好地保养肠道，人体才能常保健康与活力。

健康肠道与免疫系统的关系

肠道与免疫系统的关系	说明
1 抗体大多来自肠道	肠道免疫力约占全身免疫功能的70%，因此人体的抗体多半依赖肠道的免疫系统
2 帮助消化与吸收	肠道是人体相当操劳的器官，每天司掌各种食物的消化、吸收与排泄
3 发挥免疫功能	如果有害菌入侵肠道，肠道免疫系统就会产生抗体，发挥保护的功能
4 肠内细菌可影响免疫力	肠道内成千上万的细菌司掌肠道的生态平衡，也影响着免疫力

第二章
健康的关键在肠道

如何才能有效改善肠道微生态环境？
饮食方面，该多吃什么、少吃什么，
才能"肠"保健康？
阅读本章，并贯彻执行，
你也能还原美好"肠相"，拥抱健康。

整肠排毒的5类健康好食物

健肠好食物：低聚糖、碱性、发酵、黏滑性、香料类食物

低聚糖食物、碱性食物、发酵食物、黏滑性食物和香料类食物，对于整肠排毒具有良好功效。以下将介绍这5类食物的特性，以及它们能保持肠道健康的原因。

1 低聚糖食物：有效清洁肠道

低聚糖近年来被认为是防治便秘与大肠癌的优越营养成分。多摄取含低聚糖的食物，是保持肠道健康的方法之一。

低聚糖到底是什么呢？它又称作"Oligo"，是一种低热量的糖类。低聚糖被人体摄取后，能直接帮助增加肠道内的乳酸菌数量，使有益菌在肠道中占有压倒性优势，有助于维持肠道微生态的健康平衡。

低聚糖难以被人体消化吸收，因此产生热量较少，也不会导致血糖上升过快，是对人体健康有益的天然糖类。

代表食物

黄豆、牛蒡、洋葱、香蕉、蜂蜜

2 碱性食物：促进肠道排毒

保持身体酸碱平衡，是目前广为人们所接受的健康概念。多摄取碱性食物，还有助于排出肠道内的毒素。建议平日多摄取海藻、蔬菜、水果、醋等偏碱性的食物，可以保持肠道健康。

代表食物

海带、苹果、醋、柠檬、菠菜

酸性食物与碱性食物

酸性食物	碱性食物
海鲜类：鲍鱼、章鱼、虾、鲷鱼、金枪鱼、鳗鱼、三文鱼、干贝、螃蟹、蛤蜊	**蔬菜类：**芹菜、土豆、红薯、香菇、胡萝卜、白萝卜、圆白菜、洋葱、玉米、菠菜、竹笋、黄瓜、茄子、莲藕
肉、蛋、豆类：火腿、培根、鸡肉、猪肉、牛肉、蚕豆、蛋黄、豌豆、炸豆腐	**水果类：**香蕉、草莓、苹果、菠萝、樱桃、梨、桃子、西瓜、柠檬
五谷杂粮类：花生、榛果、核桃、白米	**豆类：**绿豆、红豆、扁豆、豆腐
面食类：面粉、面包、用白糖做的西点	**海菜类：**海带
乳制品和酒：乳酪、奶油、酒	**调味料：**醋

3 发酵食物：使肠道更有活力

　　要使肠道保持健康，平常不妨多吃发酵食物。为何发酵食物能促进肠道健康？关键就在于乳酸菌。

　　发酵食物中的乳酸菌具有吸附胆固醇的效果，能降低胆固醇，并使胆固醇随着粪便排出体外，具有保护肠道与清洁血液的作用。

　　腌制食物是一种发酵食物，含有丰富的乳酸菌。在腌制蔬菜的过程中，乳酸菌等微生物会发挥作用，使蔬菜充分吸收维生素B_1与各种矿物质。人体食用后，清肠效果较佳。

　　且因发酵食物酸度较高，能有效刺激胃肠蠕动，帮助分泌更多消化液，进而促进肠道的消化和代谢。腌制食物虽富含有益菌，但也含高糖、高盐，不宜过量食用，以免引发其他疾病。

代表食物

泡菜、酱腌萝卜、纳豆、味噌、酸奶

4 黏滑性食物：整肠效果最优

　　多吃黏滑性食物也是保持肠道健康的原则。所谓的黏滑性食物，就是含有黏液的各种海菜、蔬菜等高纤维食物。多吃这类食物，能有效地改善肠道功能衰退的现象。

　　黏液主要为葡甘露聚糖与蛋白质等成分结合的物质，能在肠道内形成凝胶，刺激肠道蠕动，有助于改善便秘。同时，凝胶会将食物缓慢推进消化道，防止血糖急速上升，因此也能调节血糖。

　　黏液还能有效保护胃黏膜，促进肠道消化，并促使细胞活性化，保护肝脏与肾脏的功能。

代表食物

海带、山药、秋葵、香菇、芋头

5 香料类食物：适当提供肠道刺激

　　平常摄取香料类食物，也可以维护肠道健康，帮助胃肠蠕动与消化。平常消化不良或经常食欲不振的人，不妨适量摄取一些有健胃整肠效果的香料类食物，有助于调整胃肠功能。

　　薄荷、紫苏、梅干、芥末、咖喱、茴香等食物，因为含有多种香料成分，可以促进肠道分泌消化液，同时能舒缓肠道的紧张状态，帮助肠道顺利地进行消化，从而改善便秘。

代表食物

薄荷、紫苏、芥末、咖喱、梅干

如何维持肠道内菌群平衡?

每天至少应该补充150亿~200亿个有益菌

医学临床报告指出，人体每天应该补充150亿~200亿个有益菌，才能发挥促进肠道健康的效果。

♥ 有益菌的8大好处

1 改善肠道内环境

有益菌能抑制有害菌在肠内进行繁殖，使肠道持续发挥正常功能，促使堆积在肠道内的毒素排出体外。

2 延缓身体老化

有益菌能启动身体细胞内的多种抗氧化物质，减少自由基对身体器官产生的伤害，延缓身体组织的老化。

3 保护内脏器官

各种有益菌的增加，能有效抑制腐败菌的繁殖，从而减少内脏吸收有毒物质，可以有效保护内脏，使其发挥正常功能。

4 调节内分泌

有益菌能有效调节身体的内分泌，使皮肤正常代谢，保持健康美丽，有助于延缓衰老。

5 参与消化代谢

肠道内部分有益菌含有活性物质，能参与体内蛋白质、脂肪、糖类的代谢过程，使食物的消化更顺畅。

6 帮助吸收维生素

肠道中的各种有益菌能帮助人体从食物中吸收各种必需的维生素，如维生素K、叶酸、B族维生素等。

7 促进肠道蠕动

有益菌中的乳酸杆菌，能分泌大量的乳酸物质，帮助加快肠道蠕动，促使粪便快速排出体外。乳酸杆菌也能减少有毒物质对肠壁的刺激，有效预防大肠癌。

8 增强身体的防御力

肠道中的许多有益菌都能增强身体的免疫力。通过产生醋酸与丁酸等抗菌物质，抑制有害细菌的繁殖，因此能增强身体的免疫力，使身体抵抗致癌物质的入侵。如双歧杆菌与乳酸杆菌，能阻止致癌物质——亚硝胺合成，起到预防消化道癌症的作用。

认识各种常见有益菌

有益菌名称	主要功能	
拟杆菌	● 预防感染 ● 防止有害菌繁殖	● 辅助消化与吸收
双歧杆菌 （又称"比菲德氏菌"或"B菌"）	● 保护免疫系统 ● 帮助肠道消化与吸收	● 预防感染
长双歧杆菌（又称"龙根菌"）	● 辅助消化与吸收 ● 增强身体与肠道的免疫功能	
嗜酸乳杆菌（又称"A菌"）	● 赶走有害菌 ● 阻止致癌物质亚硝胺合成	● 促进肠道蠕动

♥ 能帮助有益菌繁殖的食物

适量摄取以下6大类食物，能有效提高有益菌菌数，维持肠道健康。

1 乳酸饮料

乳酸饮料中含有丰富的乳酸菌，被认为是对抗大肠癌的重要营养成分。乳酸菌有助于对抗肠内腐败物质，预防大肠癌，并有效刺激免疫系统，提高人体对抗癌症与各种有害物质的能力。

2 乳制品

约有70％的有益菌被应用在乳制品中，因此在酸奶等乳制品中可摄取丰富的有益菌。其他如牛奶、乳酪等，也都是有益菌的来源。

3 腌制食品

以味噌腌制的蔬菜或黄豆腌渍的食物中，经常存在大量有益菌。这是因为豆酱或味噌能在腌制过程中产生发酵作用，促使乳酸菌增加。

4 添加有益菌的副食品

市面上可以买到各种添加乳酸菌或其他有益菌的补充营养品，方便忙碌的上班族补充肠道所需有益菌。

5 富含低聚糖的食物

许多蔬菜与豆类食物都含有丰富的低聚糖，其最大功能是促进肠内乳酸菌数量增长，并使肠道中的有害菌逐渐减少。低聚糖经人体摄取后，大多能直抵大肠，成为促进有益菌繁殖增长的原料，创造有利于有益菌的肠道内环境，帮助改善便秘。

6 膳食纤维

膳食纤维是肠道中有益菌的营养供给来源。当人体摄取的膳食纤维越多时，就能越有效地增加有益菌数量，从而保持肠道健康。肉类不含膳食纤维，蔬菜、水果中的膳食纤维含量较高，五谷杂粮与海菜类、菇蕈类食物中也含有丰富的膳食纤维。

膳食纤维整肠效果好

高纤维饮食，可预防便秘、整肠排毒

♥ 认识膳食纤维

食物进入消化道后，有部分物质无法被消化酶所分解吸收的，就是膳食纤维。膳食纤维主要存在于豆类、禾谷类、蔬菜与水果中，分成水溶性与非水溶性膳食纤维。虽然两者的效果不同，但都是肠道中的优质"清道夫"，能发挥清除毒素和废物的功效，促进肠道蠕动。

膳食纤维可以说是保障肠道健康最重要的营养成分之一，多摄取能促进有益菌繁殖。任何一种膳食纤维，对于肠道健康皆有益。要提醒注意的是，肉类中不含膳食纤维，如果长期吃肉而不吃蔬菜，就无法充分摄取膳食纤维，肠道的健康也会亮起红灯。

♥ 膳食纤维的清肠作用

膳食纤维为何能维护肠道健康呢？因为它可刺激肠道蠕动，缩短排便时间，预防便秘。多摄取膳食纤维，还可加速把胆固醇与甘油三酯排出体外，抑制肠道内有害菌的活动，增加肠道有益菌的数量，以稳定肠道内微生物的环境。膳食纤维清肠排毒的功能，主要来自它的4大特性。

1 碱性

膳食纤维属于碱性物质，能在肠道中进行中和作用，有助于消除有害的酸性物质，防止酸性物质堆积腐化，影响肠道环境。

2 黏性

膳食纤维在肠道中吸收水分时，能形成黏稠性物质，有助于吸附毒素，并延缓食物通过消化道的时间，防止血糖在短时间内快速攀升，帮助控制血糖。

3 吸附性

膳食纤维具有吸附毒素的效果，能在肠道中吸收食物残渣的毒素，并包覆成粪便排出体外，可防止肠癌。

膳食纤维的主要清肠作用

黏性 — 防止血糖上升
碱性 — 在肠道进行中和作用
膳食纤维
吸附性 — 有效吸附毒素
吸水性 — 保持粪便柔软

4 吸水性

膳食纤维能在肠道中大量吸收水分，保持粪便的柔软，使之轻易地排出体外，预防排便困难。

💙 水溶性膳食纤维

水溶性膳食纤维是能溶解于水中的纤维，具有黏性，能在肠道中大量吸收水分，使粪便保持柔软。

水溶性膳食纤维能有效增强肠道中有益菌的活性，帮助有益菌大量繁殖，保持肠道的生态健康。它也能有效吸附胆固醇、胆酸与甘油三酯，并有助于减少肠道对过剩营养的吸收，促使过剩营养与毒物排出体外。

💙 非水溶性膳食纤维

非水溶性膳食纤维是无法溶解于水中的纤维，能在肠道中增加粪便体积，同时能吸收水分，使粪便软硬适中。非水溶性膳食纤维也能有效刺激肠壁，使肠道保持正常蠕动，帮助排便。

如何有效摄取膳食纤维?

1 每天最好摄取25～35克的膳食纤维。
2 多吃高纤维食材，如全麦面包、绿色蔬菜、胡萝卜、红豆等。
3 食用蔬果外皮，如黄瓜、胡萝卜、红薯等，洗净后连皮食用。

膳食纤维摄取量对人体影响

1 减少脂肪堆积　　2 预防便秘　　3 增加饱腹感

膳食纤维的类型

项目	纤维类型	
	非水溶性膳食纤维	水溶性膳食纤维
主要功能	1 调节肠道功能 2 防止便秘 3 保持大肠健康 4 增加饱腹感	1 减少血液中的胆固醇 2 调节血糖 3 降低心脏病的发生概率 4 预防便秘
代表食物来源	全麦面包、坚果、种子、圆白菜、红薯、芋头、胡萝卜、白萝卜、谷物	香蕉、苹果、燕麦、海带、紫菜、裙带菜、香菇、蘑菇、魔芋

保健肠道必吃的5种营养成分

摄取有益肠道的营养成分，让你"肠"保健康

想要通过饮食来保健肠道，以下5大营养成分千万不能少。

维生素A

维生素A有助于消除体内毒素，避免毒素入侵肠道，还有良好的代谢效果。当摄取过多高蛋白或高脂肪食物时，不妨多补充维生素A，可避免高蛋白食物在肠道内堆积腐败而形成胺类物质，降低肠道罹患癌症的概率。

代表食材

胡萝卜、青椒、菠菜、南瓜、西红柿、动物肝脏、鳗鱼、奶类、橄榄

B 族维生素

B族维生素能保护消化系统，具有促进消化的作用。维生素B_1与维生素B_2能促进胃肠蠕动，并促进蛋白质、脂肪与糖类的代谢；维生素B_6可增强消化系统的功能，让食物在体内被顺利消化，并可提高人体代谢能力，避免毒素在肠道中堆积。

代表食材

黄豆、米糠、玉米、麦片、豌豆、蘑菇、动物内脏、猪肉、鳗鱼

维生素C

摄取充足的维生素C，能促进肠道消化，抑制肠道内部致癌物的形成，抑制致癌作用，有效降低罹患食道癌与胃癌的概率。

代表食材

豌豆、青椒、木瓜、柳橙、草莓、西红柿、柠檬、橘子、猕猴桃

胡萝卜素

胡萝卜素能抑制癌细胞生成，并有效对抗已经癌变的细胞。经常摄取丰富的胡萝卜素，能降低癌症发生的概率。

代表食材

胡萝卜、红薯、南瓜、木瓜、杧果、橘子、柿子、枇杷、菠菜、韭菜、动物肝脏

果胶

果胶进入肠道时会形成胶状物，包裹铅、汞、锰等有毒物质，将其排出体外，防止毒素堆积肠道，造成感染。

代表食材

苹果、橘子、甜菜、豌豆、秋葵、胡萝卜

小心！让肠道消化不良的黑名单食物

少吃以下8大类食物，以免造成消化不良，伤害肠道

吃对食物能保健肠胃，而对肠道健康有害的食物，要尽量避免食用。

1 肉类（五花肉、里脊肉）

肉类中完全不含膳食纤维，无法促进消化代谢。肉类中脂肪较多，不易消化，人类需要分泌较多胆汁来消化，否则食物易在肠内堆积、腐败。

2 动物性脂肪和人造奶油

动物性脂肪（如牛油、猪油、猪皮等），会刺激胆汁分泌，产生大量胆汁酸，并促使肠道内细菌繁殖，破坏肠道菌群的生态平衡。人造奶油会增加人体对维生素F的需求量，容易影响免疫系统，并使肠壁的渗透性增强，使细菌更容易穿过肠道内壁。

3 白糖

白糖会促使细菌在肠道中迅速繁殖，使肠道内的大肠杆菌增生；且食用过多白糖，很容易使血糖升高。

4 酒精、刺激性食物

酒精、碳酸饮料或刺激性食物容易刺激肠道黏膜，加重肠道负担，影响消化功能。若经常大量食用，容易增高罹患直肠癌与结肠癌的风险。

5 面包、蛋糕

长期食用以精制面粉做成的面包、蛋糕等，会使肠道消化不良，且会使粪便变硬，对肠道健康有害而无益。

6 油炸和烧烤食物

常吃油炸、烧烤食物，容易在体内产生致癌物，破坏肠道免疫系统。

油炸食物会使肠道消化困难，影响代谢顺畅进行。若油炸时使用的油脂不干净，很容易引发肠道代谢障碍等问题。

7 烟熏、腌制食物

加工过的腌制食物在肠道中不易消化，吃太多会增加肠道负担。若制作环境受细菌污染，人食用后，容易导致肠道发炎。经常食用这类食物，不仅不易消化，还容易堆积毒素，其中含有的亚硝胺化合物会增加人体患癌风险。

8 加工食物

加工食物在制作过程中会加入大量人工添加剂，人体若长期摄取，会使毒素堆积肠道，影响肠道健康。

预防便秘5大绝招

绝招 1 每天多喝水

摄取充足的水分，才能使身体保持正常代谢，顺利将肠道毒素与脂肪排出体外。水还能促进胃肠蠕动，使肠道保持湿润，促使粪便顺畅排出。

每天喝8杯水（每杯200~250毫升），以温水为佳，更有利于肠道吸收，并养成固定时间饮水的习惯。尽量避免喝蒸馏水，因为其水质偏酸性，较易伤害肾脏。

一日最佳的饮水时段

喝水时段	水量和种类
早晨刚起床	2杯温开水
8:30	1杯温开水
10:00	1杯柠檬水
午饭前	1杯温开水
午饭后半小时	1小杯温开水
15:00	1杯温开水或花草茶
17:30	1杯温开水
19:00	1杯温开水

绝招 2 每天吃早餐

想要有效改善便秘，每天一定要吃早餐。

胃肠经过整夜的消化，到了早晨已空空如也。若能均衡地摄取营养，则可促使肠道消化，有利于早餐的代谢。摄入足够的膳食纤维与营养，能提供生成粪便的原料，对于缓解便秘是很好的改善之道。

早餐尽量多选择谷物食品，其富含碳水化合物，能提供充足的能量，还可帮助消化。谷物食品中的膳食纤维，也能促进胃肠的代谢。

绝招 3 晚餐别吃太多

晚餐吃得太丰盛时，过剩的营养会刺激胃黏膜，促使胃酸过度分泌，易引发胃溃疡；过于油腻的晚餐，也会难以消化。

由于夜晚离睡眠时间很近，如晚餐后没有进行运动，所摄取的高脂肪食物将堆积在胃肠中，无法被充分消化、吸收，易使大肠的代谢出现异常，影响排便顺畅。

预防便秘的最佳用餐时间

三餐	最佳用餐时间
早餐	7:00左右
午餐	12:00~13:00
晚餐	17:00~18:00

绝招 4　改变饮食习惯

吃东西细嚼慢咽：当细嚼慢咽时，口腔中的唾液分泌增加，胃酸与胆汁的分泌就会减少，这样能更有效地保护胃肠。慢慢进食，能让胃肠的消化进行得更好，能使食物在正常时间内被吸收分解，以防止消化不良，改善长久以来的便秘。

多吃高纤维食物：植物性食物中丰富的膳食纤维能促进排便，有助于将肠道内的代谢物质排出体外。

多吃含矿物质的食物：钙等矿物质能清洁血液，还能增强肠道功能，保持全身的循环通畅，使皮肤变得润泽美丽。

少吃高脂肪食物：暴饮暴食会引起消化不良型急性腹泻。急性腹泻者建议少吃肉类，多吃粥品、低纤维、流质食物等易消化的食物，让肠道好好休息与恢复。

绝招 5　多运动

建议每晚进行仰卧起坐，白天充分利用空余时间多走路，回家后不要只坐不站。保持多运动的习惯，能逐渐帮助促进肠道代谢，消除小腹的肥肉。

走路是一种温和的全身运动，能促进血液循环，有效增强心肺功能，帮助消除血液中的胆固醇。走路也能促进肠道蠕动，帮助消化吸收，有效预防因肠道消化障碍所引发的心血管疾病。

预防便秘5大绝招

1 每天多喝水

2 每天吃早餐

3 晚餐别吃太多

4 改变饮食习惯

5 多运动

食物不可思议的消化旅程

食物进入口腔后，需经过约9米的消化管道、12小时的消化时间

人体的胃肠到底如何吸收每天摄取的食物？食物的消化为什么会碰到问题？过油或过腻的饮食为什么会造成人体无法消化的现象呢？

肠道是司掌人体消化的主要器官，人体所吃的各种食物都要经过肠道的消化作用。理解食物在体内的消化旅行，将使你对消化系统的构造有更进一步的认识。

漫长的消化过程

人体的消化系统从口腔开始，经咽喉、食道、胃、小肠、大肠、肛门，共长约9米。消化系统的主要职责是消化分解食物，吸收食物中的营养成分，排出代谢后形成的粪便。

通常，整个消化过程约需12小时，才能将食物基本消化完。

消化系统构造图

口腔
分泌唾液，
牙齿仔细咀嚼

食道
食物通过食道

胃 胃液消化碳水化合物与蛋白质

胆、胰脏 消化蛋白质、碳水化合物与脂肪

大肠
大肠内的微生物分解食物，最后吸收

小肠 吸收半消化的食物

肛门 排出粪便

🩷 大脑与食物消化的关系

大脑在食物消化的最后阶段发挥着重要功能，脑部接收直肠发出的信号，下达排便指令，使粪便顺利排出。

大肠与大脑共同合作，发挥着顺畅排便的作用，因此也很容易受到压力与紧张情绪的影响。

食物消化的过程

消化器官		在消化过程中扮演的角色
口腔		● 食物在口腔中被咬碎，与口腔分泌的唾液混合，然后被吞下进入食道，通过食道后进入胃部
胃部		● 胃部接受食物后，会向脊髓发出食物送达胃部的信号 ● 胃液与胃蛋白酶共同分解食物 ● 食物呈粥状，流入小肠
小肠	十二指肠	● 肝脏、胆囊分泌、排出消化液，主要功能是分解脂肪 ● 胰脏分泌胰液，主要功能是分解蛋白质与脂肪 ● 碱性的消化液对送达的食物进行分解
	空肠	● 吸收分解后的氨基酸、葡萄糖、维生素、矿物质与脂肪酸，通过血管与淋巴送达全身
	回肠	● 吸收食物中的养分与水分 ● 把剩余的食物残渣移送到大肠
大肠	盲肠与阑尾	● 接收小肠送过来的食物残渣 ● 防止食物残渣出现反流现象
	升结肠	● 吸收食物中的水分，使食物残渣形成半液态状粪便
	横结肠	● 继续吸收半液态食物残渣中的水分，形成粥状粪便
	降结肠	● 使粥状粪便形成固态粪便
	乙状结肠	● 留存粪便，等到粪便堆积到一定量时，通过蠕动送到直肠
	直肠	● 粪便抵达直肠时，会将信号送达大脑，进而产生便意 ● 大肠进行蠕动，产生腹压，放松肛门，即可把粪便排出体外
大脑		● 大脑是产生便意的关键部位 ● 胃部通过脊髓发出信号，再传达到小肠与大肠，最后传达给大脑，通过相互传达信息的方式，使排便顺畅进行

从粪便看肠道健康

排便顺畅是健康肠道的保养重点

你每天都正常排便吗？很多人都曾认为排便是微不足道的事情，但了解消化系统的运作模式后，都会清楚地认识到，排便顺畅是保持肠道健康的关键。

粪便是如何形成的

正常排便意味着人体每天代谢后的毒素与废物能顺利地排出体外，使人体能够正常地运作，毒素也不会滞留于体内而引发疾病，这样就能常保肠道与免疫系统的健康。

粪便是如何形成的呢？正常情况下的直肠是空的，里面没有存留粪便。但是当食物残渣在大肠内停留时，一部分水分会被大肠黏膜吸收；同时食物残渣经过大肠杆菌的发酵作用后，就会形成粪便。

每天排便1次，每次2~3分钟

每天排便1次是最基本的肠道健康指标。如果无法每天排便1次，至少也要2天1次，若超过2天以上不排便，就不能称为健康的排便习惯。排便量也是判断肠道健康的指标之一，每次正常的排便量应在150克以上，约为1根香蕉的重量。如厕时间也不宜过长，正常来说，每次排便只需2~3分钟。

人体以不同形式所排出的废物比重

要身体健康，代谢功能一定要保持健康，才能将废物、毒素排出体外。人体每天新陈代谢后的废物，主要是通过汗水、尿液和粪便这三种形式排出体外的，所占比例又以粪便为主，可见排便正常与否，对身体健康的影响有多大。

健康者粪便应呈黄褐色

粪便的外观也是重要的判断依据。健康者的粪便颜色，应呈黄褐色，颜色过深，通常是堆积在肠道已久的宿便，代表肠道内有细菌腐化的现象。若粪便出现全黑的颜色，代表肠道可能出现病变现象，建议就医接受治疗。若粪便浮在水面上，且粪便中的气泡较多，意味着摄取的膳食纤维足够，肠道比较健康。

🖤 从粪便形状看出肠道健康

颗粒状： 粪便像小鸟或兔子的粪便，呈现干燥坚硬的小颗粒状时，表示粪便含水量太少，肠道蠕动功能明显减弱，是较严重的便秘。

硬块状： 粪便呈较大的硬块状，表示肠道内缺乏水分，肠道蠕动情况不太理想。这类型的粪便很容易形成宿便堆积在肠道，成为疾病的根源。

水状或泥状： 粪便呈水状或泥状时，代表含水量过多，可能是腹泻或是肠道中宿便堆积的现象过于严重。

香蕉状： 形状为长条状且软硬适中的粪便，代表膳食纤维摄取适量，能充分吸收水分和毒素，在肠道中顺利膨胀，形成香蕉状粪便顺利排出体外。

不同粪便的含水量

60%　70%　80%　90%

含水量

（颗粒状）　健康粪便的　（水状或泥状）
便秘　　　　形状　　　　腹泻

🖤 粪便是否浮于水上

粪便浮在水上，表示肠道健康。粪便会浮起，是由于摄取足够的膳食纤维，产生足够气体，使粪便较轻。

粪便沉入水底，是由于膳食纤维摄取较少，气体较少，粪便较重。若发现时常出现这种情况，就要注意补充膳食纤维，以避免发生便秘。

🖤 粪便气味臭，代表有害菌多

正常的粪便，气味应呈单纯的臭味，或没有太强烈的臭味。健康的肠道中充满各种细菌，在各种细菌的作用下产生的粪便，所发出的气味不会是令人难以忍受的恶臭。

如果你的粪便经常出现恶臭味，应该要留意肠道的代谢问题。如果粪便出现强烈的恶臭、刺鼻的酸臭或强烈的腐败味时，代表你的肠道已出现有害菌的腐败作用，并呈现肠道老化的现象。

若人体经常摄取大量有利于肠道有害菌繁殖的高蛋白食物，就会促使有害菌在肠道中繁殖与腐败，并使粪便产生各种恶臭气味。

从排便情况看你的健康状况

以下叙述符合者请打勾，勾越多，表示你的肠道越健康、越年轻。

□ **排便次数：** 一天至少排便1次

□ **排便量：** 每次至少150克

□ **粪便颜色：** 呈黄褐色

□ **粪便形状：** 完整的长条形

□ **粪便硬度：** 软硬适中

□ **排便状态：** 浮在水上

□ **气味：** 没有恶臭

□ **排便时间：** 2~3分钟

第三章
肠内革命 食疗大扫毒

肠道的老化和毒素堆积，影响身体健康，

选择天然健康的食物，能轻松清肠排毒，

帮助肠道蠕动、增加有益菌、进行肠道保护，

改变错误的饮食习惯，把握健康关键，

让您无毒一身轻。

新鲜水果类

　　新鲜水果含有大量维生素及膳食纤维，对于促进消化、帮助新陈代谢相当有益。平常在正餐之外，也应注意每天摄取适量的水果，均衡体内的营养成分，并消除囤积在体内的不健康物质。

　　有几种水果对身体净化特别有效，如苹果能使体内有益菌数量增加，促使其活跃与旺盛，进而促进肠道健康；木瓜可改善胃肠炎、消化不良等症状。选用水果时也应特别注意，避免食用过量或食用与自身体质不相符的水果，以免损害身体功能，引起不适。

香蕉

健肠有效成分
5-羟色胺、多巴胺
果胶

食疗功效
润肠通便
促进胃肠蠕动

- **别名**：弓蕉、甘焦、蕉子、芽蕉
- **性味**：性寒，味甘
- **营养成分**：
  蛋白质、脂肪、碳水化合物、维生素A、B族维生素、维生素C、维生素E、果胶、磷、钾、镁、钙、类胡萝卜素等

○**适用者**：肠燥便秘者、痔疮出血者　✗ **不适用者**：急性或慢性肾炎患者、胃酸过多者

香蕉为什么能健肠排毒？

1 香蕉是一种天然制酸剂，能有效帮助胃肠蠕动，达到促进胃肠消化、吸收的目的。

2 香蕉含有5-羟色胺，有助于减少胃酸分泌；且香蕉的果肉可缓和胃酸刺激，有效改善胃溃疡症状。

3 香蕉中的大量果胶，能有效吸收肠内水分，使大便成形，不仅能通便，还能止泻。果胶还具有吸附肠道内细菌和毒素之效，防止肠内有害菌产生，还可配合其他中药材治疗肠道感染。

香蕉主要营养成分

1 香蕉的营养成分中，糖分占90%以上，而脂肪含量很低，其中含有的氨基酸高达14种。每100克香蕉中，钾含量为200毫克左右，比其他水果高出许多。

2 香蕉的矿物质和维生素含量丰富，而且膳食纤维含量也很高，且含有多数水果中欠缺的维生素E，可帮助人体补充所需的营养成分。

3 一根净重100克的香蕉，热量在350千焦左右，大约相当于一般人一餐米饭热量的1/3；所含的葡萄糖、果糖、蔗糖及膳食纤维，能供给身体能量。

香蕉食疗效果

1 香蕉是"十大快乐食物"之一，其所含的色氨酸经人体转化之后，能成为帮助舒压、放松的复合胺，使人消除精神紧张，维持好心情。

2 香蕉含有人体所需的能量，可在短时间内提高血糖，对于剧烈消耗热量的运动员而言，是补充体力的首选水果。

3 香蕉中的铁元素含量充足，有助于刺激血红蛋白生成，从而改善贫血症状。

4 香蕉中的钾，可平衡体内过多的钠，因此经常食用香蕉的人，罹患心血管疾病的概率较低。

☀ 香蕉食用方法

1 香蕉制成奶昔，加入蜂蜜，美味可口，还能使血糖缓慢上升，改善肠胃不适；搭配牛奶食用，更有放松肌肉的功能。

2 香蕉含有丰富的淀粉，适合制成各式点心，如香蕉糕、香蕉饼干等。

☗ 香蕉饮食宜忌

1 香蕉有益肠道健康，但香蕉摄取过多，可能会因为糖分在胃中发酵，而引起腹胀，影响肠胃健康。

2 香蕉中镁离子含量高，对于原本电解质较易出现紊乱的人来说，若空腹吃太多香蕉（超过 4 根），容易影响体液中的钙、镁比例。若血中的镁离子浓度过高，会对心血管系统产生抑制作用，进而引起肌肉麻痹，造成嗜睡、四肢无力等症状。

3 香蕉糖分较高，糖尿病患者应注意食用量，每次食用香蕉以半根为宜。

香蕉蜜茶

改善便秘 + 清肠排毒

■ 材料：
香蕉 1 根，绿茶 3 克

■ 调味料：
盐少许，蜂蜜 10 毫升

■ 做法：

1 将香蕉去皮，切丁。

2 将香蕉丁与绿茶一起放入杯中，加入沸水冲泡。

3 加入蜂蜜与盐混合后，即可饮用。

整 肠 排 毒 功 效

香蕉能清理肠道、改善便秘，且富含多种矿物质，具有稳定脑神经的功能；蜂蜜有滋润肠道与安抚情绪之效，可舒缓头痛症状。

香蕉糯米粥

促进消化 + 健脾益胃

■ **材料：**
香蕉 2 根，糯米 80 克

■ **调味料：**
冰糖 1 大匙

■ **做法：**
1 将香蕉去皮，切小块。
2 将糯米清洗干净，放入锅中，加入清水熬煮成粥。
3 煮沸后，放入香蕉块续煮，再加冰糖调味，以小火煮沸后即可。

整 肠 排 毒 功 效

此道料理能缓解便秘引起的不适症状，有助于滋润肠道，促进消化。能量高的香蕉搭配淀粉类的糯米，可快速补充元气。

芝麻香蕉

补益肠胃 + 润肠通便

■ **材料：**
香蕉 300 克

■ **调味料：**
芝麻粉 2 大匙

■ **做法：**
1 将香蕉去皮，切块，装盘备用。
2 均匀地撒上芝麻粉即可。

整 肠 排 毒 功 效

香蕉富含钾和镁，钾能防止血压上升及肌肉痉挛，镁可缓解疲劳。香蕉的水溶性膳食纤维可加速肠道蠕动，排出有毒物质。

苹果

健肠有效成分
果胶、鞣酸

食疗功效
清净肠道
生津解渴

- 别名：槟子、天然子、沙果
- 性味：性平，味甘、酸
- 营养成分：
  果胶、蛋白质、碳水化合物、B族维生素、维生素C、维生素E、钙、钾、磷、铁、鞣酸、膳食纤维等

○ **适用者：** 一般人群、便秘者、消化不良者　✗ **不适用者：** 血糖波动较大者、肠胃疾病患者

苹果为什么能健肠排毒？

1 苹果中的花青素能预防结肠癌。

2 苹果不仅有促进消化、改善便秘的功效，还能补充矿物质和维生素等营养物质。

3 苹果能使肠道内有益菌数量增加，促进肠道蠕动。据实验证实，这些有益菌能保持肠道酸碱平衡，并会分泌一种可被肠道细胞作为能量来源的化学物质。

苹果主要营养成分

1 100克苹果中，含有蛋白质0.4克、脂肪0.2克、水分86.1克、碳水化合物13.7克、维生素C 3毫克、钙4毫克与钾83毫克。

2 苹果富含碳水化合物、矿物质、维生素、有机酸、多酚、膳食纤维及黄酮类植物性化学物质，能帮助维持体内酸碱平衡，具有降血脂、降血压、稳定血糖等作用。

苹果食疗效果

1 苹果中所含的果胶，可以帮助肠道内有益菌的繁殖生长。这些有益菌除了能维护肠道健康，还能减少罹患癌症的风险。据研究证实，苹果中的多酚可抑制癌细胞增殖。

2 苹果口感爽脆，能生津解渴，也可以舒缓身心压力，解酒提神。

苹果食用方法

1 苹果皮中的抗氧化物质及膳食纤维含量相当高，其抗氧化、抗癌等功效更强于果肉。专家建议，吃苹果时最好不削皮，但前提是要将残留的农药彻底洗净。

2 将苹果捣碎成泥，可喂食幼儿或不便咀嚼的年长者及患者。

苹果饮食宜忌

1 肠胃疾病患者不宜食用过量苹果；早上空腹时也不宜食用，否则会引起肠胃不适。

2 苹果的糖分含量较高，以单糖为主，吸收率高，血糖波动较大者若在空腹食用，易引起血糖上升，造成身体不适。

苹果酸奶

防老抗癌 + 帮助消化

■ **材料：**
苹果 1 个，开心果 5 克，酸奶 1 盒（120 毫升）

■ **调味料：**
蜂蜜 1 大匙

■ **做法：**

1 将酸奶倒入大碗中；苹果洗净，去皮、籽，切丁。

2 将开心果洗净捣碎，连同苹果丁加入酸奶中。

3 淋上 1 大匙蜂蜜，充分搅拌后即可。

整 肠 排 毒 功 效

　　苹果的果胶能促进肠道蠕动；蜂蜜的低聚糖可促进肠道有益菌的繁殖；酸奶中的乳酸菌有整肠效果，多吃能延缓肠道老化。

冰糖炖苹果

润肺养胃 + 美颜降火

■ **材料：**
苹果 2 个

■ **调味料：**
冰糖 20 克，柠檬汁 1 小匙

■ **做法：**

1 将苹果洗净削皮，对半切开后，去蒂、籽备用。

2 取锅，放入 200 毫升水、苹果和调味料，以小火炖煮约 20 分钟即可，食用时可依个人喜好点缀上薄荷叶等。

整 肠 排 毒 功 效

　　苹果中的水溶性膳食纤维，能刺激肠道蠕动，减少肠道中的有害物质；冰糖可润肺、止咳、化痰、滋阴。

苹果豆浆

健胃整肠 + 稳定情绪

■ **材料:**

苹果 1 个,无糖豆浆 150 毫升

■ **做法:**

1 将苹果洗净,去皮、籽,切块备用。

2 将苹果块和无糖豆浆放入果汁机中打匀即可。

整 肠 排 毒 功 效

黄豆含有丰富的皂苷与植物性雌激素,不仅能改善妇女更年期的不适症状,搭配苹果对平稳血压、排出毒素都有不错的效果。

整 肠 排 毒 功 效

苹果含多种碱性物质,可增强肠道排泄功能;排骨富含优质蛋白质;西芹中的芹菜素能降血压,高血压患者可适量食用。

苹果炖排骨

排毒降压 + 滋补脾胃

■ **材料:**

西芹 100 克,苹果 350 克,排骨 300 克

■ **调味料:**

盐 1/4 小匙

■ **做法:**

1 将苹果洗净,切小块;西芹洗净,撕除老筋后,切小段备用。

2 将排骨洗净切块,放入沸水中汆烫后捞出,备用。

3 汤锅中加入适量水煮沸,放入汆烫过的排骨块煮熟,再将切好的苹果块和西芹段放入汤锅内,以小火炖煮 25 分钟。

4 最后加盐调味即可。

提示 生津解渴、帮助排毒的"百果之宗"

水梨

健肠有效成分
酶、
膳食纤维

食疗功效
预防感冒
帮助肠道蠕动

- 别名：雪梨、白梨

- 性味：性寒，味甘、微酸涩

- 营养成分：
  类胡萝卜素、膳食纤维、苹果酸、酶、B族维生素、维生素C、维生素E、钾、铁、磷、钙、镁、碳水化合物等

○ 适用者： 口干舌燥者、便秘者、消化不良者　　**✗ 不适用者：** 容易腹泻者、糖尿病患者

水梨为什么能健肠排毒？

1 水梨含有丰富的酶，可帮助肠道蠕动、促进消化。

2 水梨的膳食纤维含量很高，可以帮助排便，促进新陈代谢。

3 许多水果中的果糖都易使身体发胖，水梨却有促进代谢的作用，可安心食用，不用担心热量堆积而导致发胖。

4 水梨还有促进胃酸分泌、帮助肠胃消化、增进食欲等作用。

水梨主要营养成分

1 水梨含有膳食纤维、碳水化合物、钾、B族维生素、维生素C、维生素E、果胶等营养成分。

2 水梨的含水量在水果中数一数二，高达约90%，是一种天然的健康水果。

水梨食疗效果

1 秋天天气干燥，若出现皮肤瘙痒、口鼻干燥、干咳少痰等症状，吃水梨可缓解。

2 水梨所含的钾，有助于人体组织与细胞正常运作，并可调节血压。所含的维生素C可以保护细胞，增强白细胞活性，维持皮肤弹性与光泽，对于促进伤口愈合相当有益。水梨所含的果胶，则有助于降低胆固醇。

3 水梨爽脆多汁，甜中带着微酸，可生津解渴，有"百果之宗"的美誉。

水梨食用方法

1 将水梨洗净，挖去果芯，不用削皮，切除顶盖，放入1片大蒜及1匙冰糖，盖上顶盖，将其放入碗中，以米汤蒸炖后食用，可预防感冒、治疗咳嗽。

2 将蜂蜜加入水梨中熬煮，肺病患者食用，可改善其不适症状。

水梨饮食宜忌

　　糖尿病患者应避免食用过多水梨，以免造成血糖升高。

西红柿

健肠有效成分
膳食纤维

食疗功效
抗老防癌
预防贫血

- 别名：番茄、柑仔蜜
- 性味：性微寒，味甘、微酸
- 营养成分：
  维生素 A、B 族维生素、维生素 C、类胡萝卜素、钙、钾、磷、铁、柠檬酸等

○ 适用者： 长期便秘者及糖尿病患者　**✕ 不适用者：** 肠胃虚弱者

西红柿为什么能健肠排毒？

1 西红柿含有丰富的膳食纤维，可促进人体新陈代谢，适合长期便秘的人食用。

2 膳食纤维除了能改善便秘，还可以吸收肠道内的多余脂肪，并且将之排出体外。饭前吃 1 个西红柿，能消除食物中多余的油脂，帮助燃烧脂肪。

西红柿主要营养成分

1 西红柿含有大量的维生素 C。每 100 克的西红柿中，维生素 C 的含量为 8 毫克。因此吃西红柿，有助于增强抵抗力。

2 西红柿中的柠檬酸、铁质等，可帮助缓解疲劳、预防贫血及强化血管功能。

西红柿食疗效果

1 西红柿含有维生素 P，可改善高血压；磷、钙、铁等矿物质可促进儿童成长发育；番茄红素则可消除自由基。

2 西红柿中的谷胱甘肽，为一种抗癌、抗老化物质。临床实验证明，若人体内谷胱甘肽的浓度上升，癌症的发病率便会下降，同时可有效延缓体内细胞衰老。

西红柿食用方法

1 新鲜西红柿蘸白糖食用，可改善牙龈出血的症状。

2 将西红柿榨成汁每天饮用，不仅可改善身体功能，还能美容养颜。

西红柿饮食宜忌

1 未成熟的西红柿含有大量具有毒性的番茄碱，应避免食用。

2 西红柿性微寒，肠胃不适者不宜大量食用，以免损害身体。

蜂蜜拌西红柿

护心强身 + 润肠补胃

■ **材料：**

西红柿 2 个

■ **调味料：**

蜂蜜 2 大匙

■ **做法：**

1 将西红柿洗净，去蒂切块。

2 将蜂蜜淋在西红柿块上即可。

整 肠 排 毒 功 效

　　蜂蜜具有润肠通便的效果；西红柿能清洁肠道。两者搭配食用，能促进消化，改善便秘症状。

整 肠 排 毒 功 效

　　菠菜具有良好的润肠效果；糙米中丰富的膳食纤维能促进消化。经常食用，能改善肠道干燥和便秘症状，有利于通便。

菠菜西红柿糙米饭

促进消化 + 润肠通便

■ **材料：**

菠菜 80 克，西红柿 1 个，洋葱半个，糙米 90 克

■ **调味料：**

盐、胡椒粉、食用油各适量

■ **做法：**

1 将菠菜洗净切段；西红柿洗净，去蒂切小块；糙米洗净后浸泡 2 小时。

2 将洋葱洗净，去皮切小块，入热油锅中炒软，再放入菠菜段一起炒。

3 加入 2 杯清水和西红柿块一起煮。

4 加糙米、盐与胡椒粉，盖上锅盖煮熟即可。

木瓜

健肠有效成分
木瓜蛋白酶

食疗功效
帮助消化 健胃整肠

- **别名:** 万寿果、乳瓜、番木瓜
- **性味:** 性微寒,味甘、平
- **营养成分:**
  碳水化合物、维生素A、维生素C、钾、膳食纤维、β-胡萝卜素、木瓜蛋白酶

○ 适用者: 营养不良者、消化不良者、肥胖者　　**✗ 不适用者:** 孕妇及过敏体质者

木瓜为什么能健肠排毒?

1 木瓜中维生素E含量丰富,维生素E是一种强力抗氧化剂,可以有效抗击人体内的自由基,延缓衰老。

2 木瓜中的膳食纤维可促进肠道蠕动,保护肠道健康。

3 木瓜含有可帮助分解肉类中蛋白质的木瓜蛋白酶,平常饮食若多肉少菜,容易使脂肪堆积在下半身,而木瓜蛋白酶可分担肠胃工作量,改善下半身肥胖。

木瓜主要营养成分

1 每100克木瓜中含热量121千焦、维生素C 43毫克、钾18毫克、水分92.2克。

2 木瓜含有大量维生素A、维生素C、磷、钙及膳食纤维,可保护视力,清理肠胃。

木瓜主要营养成分

木瓜含有一种能消化蛋白质的酶,有助于人体对食物的消化和吸收,具有健脾之效。

木瓜食用方法

1 将木瓜切片与半杯牛奶一同放入果汁机中,再加入适量水和蜂蜜,打成木瓜牛奶,不仅美味可口,还可美容养颜、帮助消化。

2 将100克大米和30克木瓜放入水中,熬煮成粥,再加适量红糖搅拌食用,可改善足部水肿和小腿痉挛等症状。

木瓜饮食宜忌

1 孕妇不宜多吃木瓜,因为吃木瓜过量可引起子宫收缩,导致腹痛。

2 食用木瓜不宜过多,尤其过敏体质者应谨慎食用。

木瓜排骨汤

丰胸润肠 + 滋补养身

■ **材料：**
青木瓜 1 个，排骨 220 克，辣椒 2 个，姜 3 片，胡萝卜丝 5 克

■ **调味料：**
盐 2 小匙，料酒 2 大匙

■ **做法：**

1 将青木瓜洗净，去皮切块；辣椒洗净，切丝。

2 将排骨洗净切块，以沸水汆烫，取出备用。

3 锅中放水煮沸，加料酒、盐、辣椒丝、姜片、排骨块，以大火煮开。

4 转小火将排骨块炖烂，最后加入青木瓜块煮熟，放入胡萝卜丝即可。

整 肠 排 毒 功 效

青木瓜的木瓜蛋白酶能有效分解排骨中的蛋白质，使蛋白质更易被人体吸收利用。木瓜与排骨一同炖煮，能发挥较好的滋补功效。

糖醋凉拌青木瓜

美容养颜 + 帮助消化

■ **材料：**
青木瓜 60 克，姜 5 克，葱、辣椒、香菜各少许，胡萝卜 10 克

■ **调味料：**
香油少许，白醋 1 小匙，白糖、盐各适量

■ **做法：**

1 将青木瓜、姜、胡萝卜洗净；三者去皮切丝，泡水备用。

2 将葱、辣椒洗净切段；香菜洗净备用。

3 将所有食材与调味料拌匀，即可食用。

整 肠 排 毒 功 效

青木瓜富含木瓜蛋白酶，可协助分解蛋白质、碳水化合物及脂肪，同时可分解体内老旧、坏死、受伤、异常细胞中的蛋白质。

菠萝

健肠有效成分
维生素 B_1、
菠萝蛋白酶

食疗功效
降低血压
帮助蛋白质分解

- 别名：黄梨、旺来、王梨
- 性味：性平，味甘、酸
- 营养成分：
氨基酸、膳食纤维、维生素 B_2、维生素 A、维生素 C、胡萝卜素、维生素 B_1、烟酸、菠萝蛋白酶、钙、铁、镁、钠、钾、磷等

O 适用者： 高血压患者、便秘者、皮肤干燥者　　**X 不适用者：** 肠胃过度虚弱者

🍎 菠萝为什么能健肠排毒？

1 菠萝中的维生素种类丰富，且含有 16 种天然矿物质，能帮助肠胃消化吸收。

2 菠萝水分充足，丰富的果汁能分解脂肪，净肠排毒，减轻身体负担。

😊 菠萝主要成分

1 菠萝富含维生素 C 和糖分以及一些有机酸，如苹果酸、柠檬酸等；另外还含有一种菠萝蛋白酶。

2 菠萝蛋白酶能有效增强免疫力、抗炎、溶解血栓。还可帮助消化、消除便秘、净肠排毒，并能改善肝功能，预防肝病。此外，它也具有降低胆固醇、预防癌症、改善皮肤问题等功效。

🐘 菠萝食疗效果

1 菠萝富含 B 族维生素，具有滋润肌肤、美容养颜，预防皮肤皲裂之效；还能滋润毛发，增加头发光泽，缓解身体紧绷感，增强身体免疫力。

2 经医学证实，人类很早就懂得利用菠萝中所含的菠萝朊酶，来缓解咳嗽、喉咙不舒服等症状。新鲜的菠萝汁可有效预防感冒。

☀ 菠萝食用方法

先将菠萝削皮，再切片，泡入热水中，或浸泡在淡盐水中，捞起后放入冰箱，冷藏后食用，风味更佳。

🍴 菠萝饮食宜忌

1 菠萝蛋白酶虽可促进消化，但并非所有人都适合吃菠萝，肠胃太过虚弱者，会因食用较酸的菠萝而感到不适，产生副作用。

2 菠萝含糖量颇高，血糖不稳定者不宜过量食用。

菠萝葡萄蜜茶

清洁肠道 + 促进消化

■ **材料：**
菠萝 60 克，葡萄 25 克

■ **调味料：**
蜂蜜 1 大匙

■ **做法：**

1 将菠萝去皮，切成块状；葡萄洗净，去皮、籽。

2 将葡萄与菠萝块放入杯中，以沸水冲泡约 5 分钟后，加蜂蜜调味即可。

整肠排毒功效

葡萄与菠萝中的有机酸能有效增进食欲，促进肠道消化；膳食纤维能清洁肠道。经常饮用本品，能增加肠道活力。

菠萝苦瓜鸡

缓解疲劳 + 健肠排毒

■ **材料：**
菠萝 100 克，苦瓜 300 克，鸡腿肉 200 克，松子仁 10 克，姜 2 片

■ **调味料：**
盐 1 小匙

■ **做法：**

1 将苦瓜去籽洗净，切块汆烫后，用少许盐腌拌备用。

2 将菠萝去皮，切块；鸡腿切块，洗净汆烫。

3 取锅加苦瓜块、菠萝块、鸡腿肉块、姜片、松子仁和水煮沸，再用小火慢炖 1 小时左右，最后加盐调味即可。

整肠排毒功效

菠萝含维生素 B_1，可缓解疲劳；菠萝蛋白酶能抗炎、增强免疫力、溶解血栓、协助肝脏排毒，经常食用，可加速清除肠道废物。

草莓

健肠有效成分
膳食纤维、
天门冬氨酸

食疗功效
防癌抗炎
促进消化

● **别名**：莓果、洋莓

● **性味**：性凉，味甘、酸

● **营养成分**：
膳食纤维、维生素 B_1、泛酸、维生素 B_6、维生素 C、维生素 H、维生素 K、锰、叶酸、类胡萝卜素、鞣酸等

○ **适用者：**咳嗽者、便秘者　✗ **不适用者：**尿结石患者、肠胃疾病患者、肾病和胆囊疾病患者

草莓为什么能健肠排毒？

1 草莓有"果中皇后"之称。草莓性凉，味甘、酸，是润肺止咳、解毒消炎、养血益气、清热除烦、调理肠道的最佳选择之一；有助于改善消化不良、便秘、肺热咳嗽、暑热烦渴、气虚贫血等病症。

2 草莓所含的膳食纤维，可促进消化。此外，其所含的天门冬氨酸，可温和地消除体内多余的废物。

草莓主要营养成分

1 相较于其他水果，草莓含有较高的膳食纤维、维生素 B_1、维生素 B_5、维生素 B_6、维生素 C、维生素 H、维生素 K、锰、叶酸。

2 草莓中的鞣花单宁是降低癌症死亡率的重要成分。

3 草莓中独有的酚类，具有强心、抗炎、抗癌等功效，可以降低 COX 酶的活性，起到减轻疼痛的功效。

草莓食疗效果

1 草莓中丰富的维生素 C，可以改善皮肤组织的松弛，使皮肤紧实、富有弹性。

2 草莓含有合成维生素 A 的重要物质——胡萝卜素，具有明目养肝的功效。

3 草莓中含量丰富的鞣酸，在体内可以阻止致癌化学物质被人体吸收，有防癌效果。

草莓食用方法

1 早晨可搭配早餐，以一杯低脂酸奶加草莓汁作为饮料。

2 洗净的草莓混合甜牛奶或白糖，可制成风味独特的下午茶。

草莓饮食宜忌

1 草莓不适合胃肠炎患者和肠胃功能欠佳的人食用。

2 尿结石患者不宜吃太多草莓，因草莓中富含草酸，容易加重病情。

3 肾病和胆囊疾病患者应避免食用，以免草酸过多囤积于体内形成结晶。

酵母草莓汁

增加有益菌＋改善便秘

■ **材料：**

草莓 400 克，酵母适量

■ **调味料：**

白糖 50 克

■ **做法：**

1 将草莓洗净去蒂，放入果汁机中打成汁。

2 将打好的草莓汁放锅中，以小火煮 15 分钟，冷却后滤掉残渣。

3 将酵母加入清水中稀释，再加草莓汁和白糖拌匀，放入冰箱中冰镇即可。

整 肠 排 毒 功 效

酵母能促进肠道有益菌的增加；草莓的膳食纤维可维护肠道微生态平衡。两者一起饮用，能有效改善慢性便秘。

草莓红茶

预防衰老＋消除口臭

■ **材料：**

草莓 2 颗，红茶 4 小匙

■ **调味料：**

代糖少许

■ **做法：**

1 取杯以热水冲泡红茶，约泡 1 分钟后滤掉茶叶。

2 将草莓洗净，去蒂切块。

3 杯中放入草莓块，倒入红茶水，最后加入代糖调味即可。

整 肠 排 毒 功 效

草莓中的天然鞣酸能保护人体细胞，防止发霉食物及有毒化学物质对人体的伤害；红茶含丰富多酚类物质，具有抗衰老的功效。

提示 酸甜可口，开胃助消化的良果

橘子

健肠有效成分
膳食纤维、
橘皮苷

食疗功效
止泻止痛
降低胆固醇

- 别名：福橘、黄橘、朱橘
- 性味：性凉，味甘、酸
- 营养成分：
  膳食纤维、维生素 B_1、维生素 B_2、烟酸、
  维生素 C、橘皮苷、葡萄糖、叶酸、锌、
  镁、钾、钙、铁、类黄酮、蛋白质等

○ **适用者：** 高脂血症及冠心病患者　✗ **不适用者：** 肠胃功能不佳者、胃溃疡患者

橘子为什么能健肠排毒？

1 橘子有促进消化、开胃整肠等作用。

2 橘子果肉富含膳食纤维；橘皮能抑制肠道平滑肌，具有止泻、止痛等功效。

橘子主要营养成分

1 研究表明，橘皮中富含维生素 B_1、维生素 C、维生素 P、挥发油及柠檬烯等。且维生素 C 含量远高于果肉，可以降低胆固醇、对抗维生素 C 缺乏症及抗氧化，并有预防出血或防止血管破裂等作用。

2 维生素 C 与维生素 P 交替作用，能使预防维生素 C 缺乏症的食疗效果更显著。经常食用橘皮制成的食品，对维生素 C 缺乏症者或动脉硬化患者都相当有益。

橘子食疗效果

1 丰富的维生素 C 和烟酸，是橘子具有降低胆固醇和血脂功效的原因，尤其有利于冠心病患者、高脂血症患者。

2 研究表明，橘皮所含酶及其他成分，在对抗乳腺癌、皮肤黑色素瘤、肺癌与前列腺癌等方面，皆有明显功效。

橘子食用方法

1 将橘皮放入粥中一同熬煮，具有提味效果，可增进食欲。

2 以热水冲泡新鲜的橘皮饮用，或将橘皮洗净切条，晒干后再以热水冲泡饮用，可以芳香开胃。

橘子饮食宜忌

中医指出，肠胃功能欠佳者不宜吃太多橘子，以免产生胃粪石。胃溃疡患者也不宜吃橘子。

橘醋豆腐

润肺健脾 + 止咳化痰

■ **材料：**

豆腐 100 克

■ **调味料：**

橘子汁 100 毫升，糯米醋 1 大匙，代糖 2 小匙，橄榄油 1 小匙，黑胡椒粒少许

■ **做法：**

1 将豆腐洗净切块，备用。

2 将橘子汁、糯米醋、代糖和橄榄油搅拌，再加黑胡椒粒拌匀。

3 最后将步骤 2 的材料淋在豆腐块上即可。

整 肠 排 毒 功 效

橘子含有上百种植物化合物和 60 余种黄酮类化合物，其中大多数物质均为天然抗氧化物，能保护肠胃，促进肠道排毒。

整 肠 排 毒 功 效

橘络具有开胃理气、止渴润肺的功效，对于消化不良、食欲不振等症有一定的食疗效果；其富含的钾元素可改善肠道功能。

盐烤橘子

开胃理气 + 止渴润肺

■ **材料：**

橘子 1 个

■ **调味料：**

盐 1/4 小匙

■ **做法：**

1 将橘子洗净，不用剥皮，在顶端蒂头处切开 1 元硬币大小的口，塞入盐。

2 用铝箔纸包裹橘子，放入烤箱烤约 5 分钟。

3 烤完的橘子，盐已溶解于果肉中，再把橘子切成适当大小即可。

梅子

健肠有效成分
苹果酸、柠檬酸、琥珀酸

食疗功效
生津健胃

- 别名：酸梅、春梅
- 性味：性平，味酸、涩
- 营养成分：
  苹果酸、柠檬酸、枸橼酸、维生素 C、钙、钾、磷、铁、谷固醇等

○ 适用者： 痛风、癌症、高血压、高脂血症患者　**✗ 不适用者：** 肠胃疾病患者

梅子为什么能健肠排毒？

1 梅子含有苹果酸、柠檬酸、琥珀酸，可去除食物和血液中的毒素，具有杀菌、净化血液的功效。

2 梅子可促进人体新陈代谢、消除体内因毒素积累而引起的疲倦感。柠檬酸可帮助钙元素吸收，消除体内多余的乳酸，促进皮肤代谢。

梅子主要营养成分

1 梅子所含的钾，可预防夏天排汗过多所引起的低钾症状，如疲惫、嗜睡、四肢无力等。

2 梅子味酸，却是碱性食品，能中和鱼、肉等食物分解后所形成的酸性物质，帮助维持体内酸碱平衡。

3 梅子中丰富的矿物质、有机酸、维生素C，是孕妇喜爱吃梅子的原因；梅子的酸味还可使人心情稳定、愉快。

梅子食疗效果

1 梅子能抑制人体内寄生虫的生长，预防肠道疾病。

2 中医认为，梅子性平，味酸、涩，有生津健胃、敛肺止咳的功效，能改善呕吐、尿血、便血、晕车、晕船、醉酒等，并能促进胃肠蠕动、缓解腹胀、增进食欲。

梅子食用方法

1 以梅子煮鱼，可帮助钙质吸收，提味开胃，很适合入菜。

2 市面上有许多梅子加工食品，可依照个人喜好及需求选购。

梅子饮食宜忌

1 胃酸分泌过多、消化性溃疡等肠胃疾病患者及痛经、麻疹患者，不宜吃过多梅子。

2 梅子味道极酸，易刺激食道、咽喉，过量食用会损伤牙齿。

绿茶梅子醋

消除宿便 + 帮助消化

■ 材料：

腌渍梅子 4 颗，绿茶粉 20 克

■ 调味料：

苹果醋 25 毫升

■ 做法：

1 将梅子浸泡在热水中，泡成梅子汁。

2 将绿茶粉以 500 毫升热水冲泡成茶汤。

3 将梅子汁与茶汤混合，再加入苹果醋调匀即可饮用。

整 肠 排 毒 功 效

梅子能刺激胃肠蠕动，有助消除宿便；绿茶能帮助肠胃消化；苹果醋能促进消化。常喝此品，可维持肠胃的正常运作，利于排出宿便。

整 肠 排 毒 功 效

橘皮有健胃、止呕、止呃、祛痰等作用；乌梅可整肠、生津。两者合用，可促进胃肠蠕动、帮助消化、促进有害物质排出体外。

乌梅橘皮饮

健胃止呕 + 敛肺生津

■ 材料：

橘皮 30 克，乌梅 10 克

■ 调味料：

冰糖 1 大匙

■ 做法：

1 汤锅中加入适量水煮沸，再放入洗净的橘皮及乌梅煮 25 分钟。

2 煮好后，滤掉橘皮及乌梅，加入冰糖拌匀即可。

杧果

健肠有效成分
膳食纤维、
维生素 C

食疗功效
促进排便
滋润肌肤

- 别名：蜜望、望果、檬果
- 性味：性微寒，味甘、酸
- 营养成分：
  杧果酮酸、β – 胡萝卜素、叶酸、维生素 A、维生素 B_1、维生素 B_2、维生素 C、蛋白质、膳食纤维、钙、铁、磷、钠等

○ **适用者**：容易晕车、晕船及便秘者　✗ **不适用者**：哮喘患者、喉咙发痒的咳痰者、过敏体质者

杧果为什么能健肠排毒？

1 杧果所含的大量膳食纤维，可帮助促进排便，是预防及改善便秘的天然良方。

2 杧果叶的萃取物对细菌有抑制作用，除了能抑制流感病毒，还具有抑制大肠杆菌、化脓性球菌、绿脓杆菌之效。

杧果主要营养成分

1 维生素 C 在杧果中占有较大比例，经常食用，对滋润肌肤、改善肤质，效果很好。

2 中医认为，杧果性微寒，味甘、酸，是生津解渴的天然果品；能改善呕吐、晕车、晕船等症状，和酸梅有相同的效果。

杧果食疗效果

1 杧果富含的维生素 A，具有抗癌防癌的效果。

2 杧果中的维生素 C、矿物质等营养成分，使杧果除了具有防癌的效果，还具有预防高血压及动脉硬化的食疗功效。

杧果食用方法

1 用新鲜的杧果煎汤，再加入适量蜂蜜，适量饮用，可改善晕车、晕船等不适，防止呕吐、恶心。

2 杧果口感酸甜，做成点心或沙拉，可以开胃、增进食欲。

杧果饮食宜忌

1 咳嗽、喉咙发痒，且痰呈白色者，应避免食用杧果，以免加重症状。

2 哮喘患者应忌吃杧果，或遵照医生指示再食用。

3 杧果皮含组胺，容易引起皮肤红肿或瘙痒，过敏体质者应少吃。

杧果芦荟酸奶

强化免疫力 + 健胃整肠

■ **材料:**

杧果 1 个,低脂酸奶 1 瓶,芦荟叶 1 片

■ **调味料:**

蜂蜜少许

■ **做法:**

1 将杧果洗净,去皮去核,果肉切小块,备用。

2 将芦荟洗净,去皮取果肉,备用。

3 将步骤 1 和步骤 2 的材料放入果汁机中,再加入酸奶和蜂蜜,高速搅拌约 20 秒即可。

整 肠 排 毒 功 效

杧果富含维生素 C 与膳食纤维,能强健肠胃,净化肠道;酸奶含丰富的乳酸菌,能改善肠道内环境,有助于提高肠道免疫力。

整 肠 排 毒 功 效

杧果能促进胃肠蠕动,使排便顺畅;苹果的水溶性膳食纤维可减少有害物质对肠胃的伤害,并促进肠胃消化,健胃整肠。

杧果凉拌鲜虾

健补脾胃 + 促进消化

■ **材料:**

杧果 1 个,苹果 1/2 个,山药 50 克,虾仁 100 克,香菜适量

■ **调味料:**

盐 1/2 小匙,橄榄油 1 大匙,柠檬汁、白糖各 1 小匙

■ **做法:**

1 将虾仁放入沸水中烫熟;杧果、苹果、山药洗净,去皮切块备用。

2 将所有调味料和步骤 1 的材料拌匀,最后放入香菜即可。

高纤蔬菜类

　　蔬菜中大多含有丰富的膳食纤维，对促进胃肠蠕动效果很好。每天起床后喝一杯蔬菜汁，可帮助解决便秘问题、清除体内堆积的废物。

　　一些蔬菜中更含有独特成分，对身体相当有益处，如秋葵的特殊黏液能附着于胃肠内，保护胃壁和肠壁；菠菜所含的维生素 E 能促进胃液及胰液分泌，促进食物消化；芦荟中的大黄素则可强化体质、增进食欲。现代人经常大鱼大肉，适量地摄取蔬菜是很有必要的。

提示 帮助维持肠道酸碱平衡的碱性蔬菜

空心菜

健肠有效成分
膳食纤维

食疗功效
解毒
抑制有害菌

- 别名：蕹菜、蓊菜、通心菜
- 性味：性寒，味甘
- 营养成分：
  蛋白质、类胡萝卜素、膳食纤维、钙、磷、铁、维生素 A、B 族维生素、维生素 C 等

○ **适用者：**高血压患者、糖尿病患者　✗ **不适用者：**体虚及胃肠功能较差者、低血压患者、孕妇

空心菜为什么能健肠排毒？

1 空心菜所含的膳食纤维，能促进胃肠蠕动，改善便秘。

2 空心菜为碱性食物，可以帮助平衡肠道酸碱值，具有利尿消肿的作用，对糖尿病患者十分有益。

空心菜主要营养成分

空心菜中的膳食纤维及维生素 C，有助于胆固醇的代谢，高脂血症患者多食有益。

空心菜食疗效果

1 空心菜的叶子含有一定的植物胰岛素，可以帮助糖尿病患者控制血糖。

2 生冷食物吃得较多时，容易引发食物中毒，在病情不是特别严重的情况下，可以食用空心菜，因其有一定的解毒作用。中医典籍记载，空心菜性寒，味甘，打成汁饮用可解食物中毒，外用则具有消肿、解毒的功效。

3 空心菜的菜汁能抑制链球菌、金黄色葡萄球菌的繁殖，进而起到预防感染的作用。夏季吃空心菜，可凉血排毒、消暑解热、防治痢疾。

空心菜食用方法

1 空心菜中的营养容易流失，在烹调时，宜以大火快炒。

2 空心菜容易因失去水分而发软、枯萎，在炒菜前以清水浸泡约 30 分钟，即可恢复翠绿、鲜嫩。

空心菜饮食宜忌

1 体虚及胃肠功能较差者，吃过量空心菜容易导致腹泻；孕妇及生理期女性也不宜多食。

2 空心菜中的钾具有降低血压的作用，对高血压患者有益，低血压患者则不宜多食。

3 服用中成药或中药前，应避免食用空心菜，以免影响人体对药物有效成分的吸收。

菠菜

健肠有效成分
维生素 E

食疗功效
延缓衰老
调节肠胃

● 别名：菠棱、鹦鹉菜

● 性味：性凉，味甘

● 营养成分：
类胡萝卜素、维生素 A、B 族维生素、维生素 C、维生素 D、维生素 E、铁、磷、钙、硒、膳食纤维等

○ **适用者：** 高血压患者、糖尿病患者　✗ **不适用者：** 体质虚弱及腹泻者、尿道结石患者

🍎 菠菜为什么能健肠排毒？

1 菠菜可润滑肠道，改善便秘。

2 菠菜所含的维生素 E，能促进胃液及胰液分泌，帮助消化，适合高血压及糖尿病患者食用。

😊 菠菜主要营养成分

1 菠菜富含多种维生素及矿物质。欧洲人称菠菜为"蔬菜之王"；《本草纲目》也记载，菠菜可通血脉、止渴润气。

2 菠菜中的矿物质硒及丰富的维生素 C、维生素 E，可防衰老、抗氧化、预防阿尔茨海默病。

🦷 菠菜食疗效果

1 菠菜中的胡萝卜素和维生素 C，可抑制癌细胞增殖、扩散。

2 菠菜具有养阴润燥、养血止血的作用，适用于糖尿病、高血压、肠胃功能失调、肺结核、慢性便秘、痔疮患者。

3 菠菜中的维生素 E 和另一种辅酶 Q10，可延缓衰老、增强细胞活力。

☀ 菠菜食用方法

1 菠菜带根吃，可减少营养流失。

2 烹调菠菜前，应将菠菜烫过；与海带、水果一起食用，可促进草酸排出，避免形成结石。

🏥 菠菜饮食宜忌

1 菠菜性凉，体质虚弱及腹泻者不宜食用过量菠菜。

2 菠菜中含有草酸，长期过量食用会影响人体对铁和钙的吸收，加重结石病患者病情，尿道结石患者尤应慎食。

醋拌核桃仁菠菜

通肠和胃 + 促进消化

■ **材料：**
核桃仁 60 克，菠菜 50 克

■ **调味料：**
橄榄油 1 大匙，
酱油、醋各适量

■ **做法：**
1 将核桃仁磨碎；菠菜洗净后氽烫，取出切段。
2 将菠菜段放入盘中，淋上所有调味料，最后撒上核桃仁碎即可。

整 肠 排 毒 功 效
核桃含有丰富的膳食纤维，有助于润肠通便；菠菜能促进消化，补充铁质，帮助肠道的消化功能顺利进行。

整 肠 排 毒 功 效
菠菜富含膳食纤维，能维持肠道健康，预防便秘，并将有害物质排出体外，预防大肠癌，同时能保护肠胃。

紫菜绿菠蒸蛋

保健肠胃 + 通便排毒

■ **材料：**
紫菜 10 克，菠菜 50 克，鸡蛋 80 克（2 个）

■ **调味料：**
低钠酱油 1 大匙，
料酒、味酥各 1/2 大匙

■ **做法：**
1 将紫菜洗净，剪小段；菠菜洗净，切段。
2 将菠菜段氽烫，用冰水冰镇后沥干。
3 取一盘放入紫菜段与菠菜段，再磕入鸡蛋，淋上少许混合后的调味料。
4 以小火蒸 15 分钟即可。

红薯叶

健肠有效成分
膳食纤维

食疗功效
预防高血压
降低胆固醇

- 别名：地瓜叶、过沟仔菜
- 性味：性平，味甘
- 营养成分：
  维生素 A、维生素 B_2、维生素 C、维生素 E、
  胡萝卜素、钙、磷、铁、膳食纤维等

○ **适用者：** 减肥者、高血压或高胆固醇血症患者　✗ **不适用者：** 肾病患者、胃肠消化功能不佳者

红薯叶为什么能健肠排毒？

红薯叶所含的膳食纤维可促进胃肠蠕动，帮助消化，预防痔疮和便秘，降低大肠癌罹患率，还可增加饱腹感。

红薯叶主要营养成分

1 过去，人们多将红薯叶弃置不用，或用来当猪饲料。近年来研究发现，红薯叶具有良好的保健功能，因而日益受到人们青睐。日本人推崇其为令人长寿的新型蔬菜，中国香港人则给予其"蔬菜皇后"的美称。

2 红薯叶中的维生素 C、胡萝卜素、磷、钙、铁及人体所需氨基酸含量丰富，而草酸含量相对较低。

3 红薯叶营养丰富，且热量低，可增加饱腹感，是减肥的好食材。

4 红薯叶含有丰富矿物质，每 100 克红薯叶中便含有铁 1.2 毫克、钙 180 毫克、磷 38 毫克，可作为人体所需矿物质的良好供给来源。

红薯叶食疗效果

1 红薯叶具有丰富的蛋白质、鞣酸、钙、磷、铁，可降低血液中的甘油三酯、降低胆固醇，具有预防高血压、高脂血症等作用。

2 红薯叶富含酚类，而酚类具有抗癌、抗氧化之效。

3 红薯叶富含黄酮类化合物，可清除人体内的自由基，发挥延缓衰老、抗氧化、抗炎、防癌、提高人体抗病能力等多种保健功效。

🌞 红薯叶食用方法

红薯叶生长迅速且病虫害少，烹饪方式煮、炒均宜，营养美味，色泽翠绿，是人们自行种植的最佳选择之一。若种在阳台盆栽中，还可兼作观赏之用。

☕ 红薯叶饮食宜忌

1 红薯叶含有丰富的黏液蛋白，具有提高人体免疫力、增强免疫功能、促进新陈代谢的作用，常食红薯叶可延缓衰老。但不是所有人都适合吃红薯叶，胃肠消化功能不佳者、肾病患者不宜过多食用。

2 红薯叶容易种植，许多人会自行种植并采摘食用。需要特别注意的是，若种植时使用农药，食用前千万要确认没有农药残留，才可煮食。

红薯叶鲥仔鱼

强健肠道 + 帮助消化

■ **材料：**
红薯叶 60 克，鲥仔鱼 40 克

■ **调味料：**
大蒜 1 瓣，盐 1 小匙，食用油适量

■ **做法：**

1 将大蒜洗净后，去皮拍碎；鲥仔鱼、红薯叶洗净。

2 热油锅，爆香大蒜碎，再放红薯叶拌炒。

3 最后放入鲥仔鱼、盐，快速拌炒至熟即可。

整肠排毒功效

红薯叶富含 B 族维生素，有助于缓解疲劳，促进肠道蠕动与消化；鲥仔鱼的钙质能维持肠道酸碱平衡，保护肠道健康。

红薯叶冬瓜汤

润肠通便＋高钾利尿

■ 材料：
红薯叶60克，冬瓜150克，葱花、姜末各少许

■ 调味料：
盐、食用油各适量

■ 做法：
1. 将红薯叶洗净，去柄切段；冬瓜洗净，去皮切块。
2. 热油锅，将冬瓜块放入锅中翻炒后，加适量水、葱花、姜末，以小火焖煮半小时。
3. 加入红薯叶段再煮5分钟，加盐调味即可。

整 肠 排 毒 功 效

红薯叶与冬瓜都含有丰富的膳食纤维，具有润肠通便的效果；红薯叶中丰富的钾能利尿，缓解便秘引起的不适症状。

红薯叶味噌汤

健胃整肠＋抗氧化

整 肠 排 毒 功 效

味噌含丰富的B族维生素，整肠效果良好，能有效清除体内的废物；其中的皂苷还能防止脂肪氧化、促进新陈代谢。

■ 材料：
红薯叶90克，小鱼干15克

■ 调味料：
味噌3大匙

■ 做法：
1. 将材料洗净，挑除红薯叶中的老叶、粗梗。
2. 味噌加水拌匀，倒入锅中煮沸，加小鱼干煮3~5分钟。
3. 放入红薯叶煮软即可。

香油红薯叶

保护肠壁 + 预防便秘

■ **材料：**
红薯叶 200 克，老姜 3 片

■ **调味料：**
香油 1/2 大匙，
酱油、米酒各 1 小匙

■ **做法：**

1 将红薯叶洗净，去除老茎。

2 热油锅，加入酱油和米酒，再爆香老姜片，
最后加红薯叶，翻炒至熟即可。

整 肠 排 毒 功 效
　　红薯叶富含多种矿物质与维
生素，可维持头发、皮肤、呼吸
道及消化道等部位的上皮组织健
康，减少毒素对肠壁的伤害。

海参烩红薯叶

健脑益智 + 护肠排毒

■ **材料：**
海参段 200 克，白果 20 克，红薯叶 100 克，
红葱头片 5 克，胡萝卜花片 30 克

■ **调味料：**
A 蚝油 1 汤匙，香油 1/2 小匙
B 水淀粉（淀粉、水各 2 小匙）

■ **做法：**

1 将材料分别洗净备用。

2 分别将海参段、白果和胡萝卜花片氽烫后沥
干备用。

3 炒锅加入红葱头片炒香，加入红薯叶及调味
料 A 煮熟。

4 再将步骤 2 的备料加入，最后加入调味料 B
煮熟即可。

整 肠 排 毒 功 效
　　海参营养丰富，富含蛋白质、
海参皂苷、维生素和微量元素等，
可减轻肠胃负担，排出肠道有害
物质。

提示 丰富的膳食纤维，可预防肠道疾病

大白菜

健肠有效成分
非水溶性膳食纤维

食疗功效
通利肠胃
预防维生素 C 缺乏症

- 别名：结球白菜、黄芽白
- 性味：性微寒，味甘
- 营养成分：
B 族维生素、维生素 C、非水溶性膳食纤维、钙、钾、铁、镁等

○ **适用者：** 高胆固醇者　✕ **不适用者：** 异位性皮炎患者、过敏体质者、气喘者

大白菜为什么能健肠排毒？

1 大白菜中的非水溶性膳食纤维，可促进胃肠蠕动，有利于肠胃消化及排毒。

2 《本草纲目拾遗》记载，大白菜"甘温无毒，利肠胃，利大小便"。

大白菜主要营养成分

1 大白菜中的钾含量，以芯的部分为高。钾可将体内的钠排出，具有降低血压、利尿、缓解身体水肿等作用。

2 大白菜富含多种营养成分，是一种低脂肪、低热量、高水分、高膳食纤维的宝藏食物。

大白菜食疗效果

1 大白菜富含镁，有助于人体对钙元素的吸收，可保护心脏和血管。

2 大白菜含有丰富的维生素 C，可清热退火、预防感冒、缓解疲劳、美容养颜、降低体内胆固醇、增强血管弹性，对预防心血管疾病有良好作用。

3 中医认为，大白菜具有解渴利尿、通利肠胃、清热除烦的功效；常吃还可预防维生素 C 缺乏症。

大白菜食用方法

1 大白菜宜先洗后切，用急火烹调，可避免大部分维生素 C 流失。

2 大白菜可以说是"全才蔬菜"，既可炒熟食用，也可生食，还能制成泡菜、酸菜、酱菜、脱水菜、腌菜、风干菜等。

大白菜饮食宜忌

1 大白菜属于寒性食物，食用过量容易导致腹泻、手脚冰凉，还会减少人体对矿物质的吸收。

2 气喘、过敏体质、异位性皮炎患者，应谨慎食用。

翡翠白菜卷

通肠清便 + 预防高血压

■ 材料：

大白菜叶 4 片，豆皮 4 片

■ 调味料：

米酒、低盐酱油各 1 大匙，味醂 2 小匙，鲣鱼调味粉 1/4 小匙，水淀粉（淀粉、水各 1 小勺）适量，玉米粉、七味粉皆少许

■ 做法：

1　将大白菜叶洗净，烫软沥干后用纸巾擦干。

2　将豆皮洗净摊开，用纸巾擦干备用。

3　摊开大白菜，撒上玉米粉，再铺上豆皮，卷起后蒸熟，切段。

4　锅中加 1 杯水煮开，加入鲣鱼调味粉、米酒、低盐酱油、味醂，以水淀粉勾芡，淋在步骤 3 的材料上，再撒上七味粉即可。

整 肠 排 毒 功 效

　　大白菜含有丰富的钾与膳食纤维，适合经常便秘者食用；除了可以预防高血压，还具有通肠清便之效。

黑木耳炒白菜

养胃益胃 + 润燥通便

■ 材料：

黑木耳 80 克，大白菜 180 克，葱段 4 克，胡萝卜丝 4 克

■ 调味料：

盐 1/2 小匙，酱油 1 匙，橄榄油 1 大匙

■ 做法：

1　将大白菜洗净，切成大块；黑木耳泡软后，撕成小朵，清洗干净。

2　热锅加油，放入葱段爆香。

3　放入大白菜块、胡萝卜丝与黑木耳，加盐和酱油，快速拌炒至熟即可。

整 肠 排 毒 功 效

　　黑木耳所含的胶质可吸附、清除消化道中的杂质、废物，降低胆固醇浓度；其木耳多糖对肠道菌群有调节作用。

小白菜

健肠有效成分
膳食纤维

食疗功效
缓解便秘

- **别名**：油白菜、长梗菜、鸡毛菜

- **性味**：性平、微寒，味甘

- **营养成分**：
  蛋白质、胡萝卜素、维生素 C、磷、铁、钙、维生素 B_1、维生素 B_2、烟酸等

○ 适用者：高胆固醇者、精神紧张者　　**✗ 不适用者**：脾胃虚弱者

🍎 小白菜为什么能健肠排毒？

小白菜中含有大量膳食纤维，可促进肠道蠕动，加速体内毒素的排出，起到润肠通便的作用。

😊 小白菜主要营养成分

1 小白菜的矿物质和维生素含量为蔬菜中的佼佼者。

2 小白菜中含有矿物质，能够促进人体的新陈代谢，帮助骨骼发育，增强人体的造血功能；胡萝卜素、烟酸等营养成分，是维持人体生命活动不可或缺的物质。

3 小白菜中丰富的维生素 C 能促进皮肤细胞代谢，预防肤质粗糙及色素沉着，延缓衰老，使肌肤更紧实。

4 小白菜含有维生素 B_1、维生素 B_6、泛酸等营养成分，能缓解精神紧张。

🥩 小白菜食疗效果

1 中医认为，小白菜性平、微寒，味甘，无毒，可解毒利尿、清热除烦。

2 小白菜中的维生素 C 会在人体内形成一种"透明质酸抑制物"，可降低癌细胞活性。

3 小白菜可缓解便秘、丹毒、肺热咳嗽、痔疮等疾病。

4 小白菜中大量的膳食纤维，进入体内与脂肪结合后，可预防血液中胆固醇的形成，并促进胆酸（胆固醇代谢物）排出体外，防止动脉粥样硬化，维持血管弹性。

☀ 小白菜食用方法

1 小白菜全株均可食用，炒食或煮汤皆宜。

2 烹调小白菜时，炒、煮时间不宜太长，以免造成营养流失。

🍴 小白菜饮食宜忌

脾胃虚弱、腹泻及大便稀溏者，不宜多食和生食小白菜。

枸杞子炒小白菜

滋润肠道＋调节血压

■ **材料：**
小白菜 300 克，姜丝 10 克，枸杞子 20 克

■ **调味料：**
低钠盐、鲣鱼调味粉、米酒各 1/2 小匙，
香油 1 小匙，食用油适量

■ **做法：**

1 将枸杞子和小白菜洗净后备用。

2 锅中加入适量食用油，爆香姜丝，将其余调
味料加入炒匀。

3 加入枸杞子与小白菜，翻炒至熟即可。

整肠排毒功效

小白菜含丰富的水分与钾，
前者可以润滑肠道，促进肠道蠕
动；后者可以调节血压，适合运
动量少、便秘的高血压患者食用。

整肠排毒功效

小白菜含丰富的膳食纤维，
能润肠、刺激胃肠蠕动，促进排便，
帮助消化；牛蒡的膳食纤维可降
低体内胆固醇。

白菜牡蛎豆腐汤

帮助消化＋降低胆固醇

■ **材料：**
小白菜、牛蒡各 100 克，葱丝 10 克，牡蛎
200 克，豆腐 150 克

■ **调味料：**
低钠淡味噌 2 大匙，味醂 1/8 杯，食用油 1 小匙

■ **做法：**

1 将小白菜洗净，切段；牛蒡洗净去皮，切丝；
豆腐洗净切块，备用。

2 将牡蛎用少许盐水略泡，再用水轻轻冲洗。

3 热锅加 1 小匙食用油，将豆腐块煎至金黄色。

4 汤锅中加水煮沸，把其余调味料放入拌匀。

5 放入豆腐块和牛蒡丝，以小火煮 10 分钟，
再加入牡蛎，但牡蛎不宜煮太久。

6 最后将小白菜段和葱丝放入锅中略煮即可。

上海青

健肠有效成分
膳食纤维
β - 胡萝卜素

食疗功效
防老化、防癌

● **别名**：小棠菜、油菜

● **性味**：性平，味甘

● **营养成分**：
维生素 B₁、维生素 B₂、维生素 C、维生素 E、
蛋白质、β - 胡萝卜素、钾、钙、铁等

○ **适用者**：一般人群　✕ **不适用者**：风寒咳嗽者、肠胃虚寒者

上海青为什么能健肠排毒？

1 上海青中含有丰富的膳食纤维，可有效改善便秘。

2 上海青含胡萝卜素、维生素及矿物质，具有缓解胃酸过多引发的不适症状、增强抵抗力、改善便秘及预防胆固醇所引起的动脉硬化等作用。

上海青主要营养成分

1 上海青所含的维生素 C 为活性氧的清除剂，具有还原的能力，可促使 α - 生育酚再生，进而抵抗致癌物质，并可加快伤口愈合。

2 上海青富含 β - 胡萝卜素及维生素 C，具有防癌、延缓衰老、滋润肌肤之效。

3 上海青所含的膳食纤维相对于其他蔬果较细嫩，适合婴幼儿食用；对不爱吃蔬菜的小朋友而言，是一种接受度较高的蔬菜。可将上海青剁碎后，混合肉馅，制成馄饨、包子，既营养开胃，还可预防便秘。

上海青食疗效果

1 中医认为，上海青可清除体内火热，改善牙龈肿胀及口干舌燥等症状。

2 上海青具有去油解腻、清除内热的功效，适合搭配油腻的食物一起食用。

3 上海青性平，味甘，能解胸中烦闷、解酒、通利肠胃、消食下气。

上海青食用方法

1 上海青除了可用快炒、汆烫来烹调，也能搭配肉馅制成菜肉馄饨、包子、饺子或锅贴等。

2 上海青的涩味在切碎后尤其明显，若不喜欢这种涩味，可将其汆烫，不仅能去除涩味，还可保持鲜绿色泽。

3 上海青接近根部的叶柄处，容易藏污纳垢，且不易洗净。烹调时，最好把叶子一片一片剥下，用手揉搓，彻底洗净。

上海青饮食宜忌

1 肠胃虚寒者应避免过量食用，或可加入姜片与上海青一起烹煮。

2 风寒咳嗽者不宜多食上海青。

翡翠豆皮

防癌润肤＋降低胆固醇

■ 材料：
上海青 100 克，大蒜 1 瓣，日式炸豆皮 200 克，高汤 200 毫升

■ 调味料：
盐 1 小匙，香油适量，橄榄油 2 小匙

■ 做法：

1 将上海青洗净，切碎；豆皮用手撕成长条状；大蒜拍碎备用。

2 热锅放橄榄油，爆香大蒜碎，加入上海青碎炒匀。

3 放入高汤、盐、豆皮条煮至汤汁收干，起锅前加入香油拌匀即可。

整 肠 排 毒 功 效

上海青含有多种维生素与矿物质，还有丰富的膳食纤维，可促进肠道蠕动，有助于降低胆固醇与血糖。

整 肠 排 毒 功 效

上海青富含维生素 C、钙与叶酸，能预防动脉硬化、高血压及便秘。香菇富含碱性物质，能帮助维持体内酸碱平衡。

上海青炒香菇

维持酸碱平衡＋预防便秘

■ 材料：
上海青 250 克，干香菇 5 朵，大蒜 2 瓣

■ 调味料：
食用油、米酒各 1 大匙，盐 1 小匙

■ 做法：

1 将上海青洗净，切段；干香菇泡软，洗净，切块；大蒜切末。

2 热油锅，爆香大蒜末、香菇块，加入上海青段、米酒、盐和水，大火快炒至菜熟软即可。

圆白菜

健肠有效成分
膳食纤维

食疗功效
预防骨质疏松
改善贫血症状

● 别名：甘蓝、包心菜

● 性味：性平，味甘

● 营养成分：
膳食纤维、维生素 A、维生素 B_2、维生素 C、维生素 K、
维生素 U、钙、磷、碘、硫等

○ **适用者：**便秘者、贫血者　　✗ **不适用者：**肠胃功能较差者

圆白菜为什么能健肠排毒？

1 圆白菜中的膳食纤维可帮助胃肠蠕动，具有促进排便的功能。

2 中医认为，圆白菜除主治胃溃疡外，还可改善便秘、恶心、贫血、皮肤生疮、肾病等疾病症状。

圆白菜主要营养成分

1 作为低热量、高膳食纤维的健康蔬菜，圆白菜不仅能补充人体所需的营养物质，还能增加饱腹感，有助减脂。

2 圆白菜所含的维生素 K，可促进人体对维生素 D 及钙质的吸收。

圆白菜食疗效果

1 圆白菜性平，味甘，可益肾补髓。中医认为，肾主骨，吃圆白菜有助于骨骼生长、预防骨质疏松。

2 圆白菜可修复人体内受伤组织，改善胃及十二指肠溃疡所引起的不适。

3 圆白菜中丰富的钾可维持体内钠、钾离子平衡，预防高血压及血管硬化。

圆白菜食用方法

1 紫色圆白菜常被用作生菜沙拉的材料或盘饰，颜色美观且口感较脆。

2 相对于其他属性偏寒凉的蔬菜，圆白菜比较平和，体质虚寒者可以用圆白菜代替大白菜食用。

3 圆白菜残留的农药具有挥发性，接触空气后会慢慢分解。建议先将圆白菜置于室温环境下 2~3 天再食用，可减少农药残留。

4 食用圆白菜前，可剥掉农药最易残留的外叶，切除茎部，将其放在水中浸泡 10~20 分钟后，再用流动清水冲洗 10~20 分钟。

5 圆白菜含水溶性维生素，清洗或浸泡前不宜细切，以免营养成分大量流失。

圆白菜饮食宜忌

　　肠胃功能较差者应避免生食圆白菜，因为圆白菜膳食纤维含量较多，食用后容易引起不适。

圆白菜炒鸡肉

健胃益肾＋预防溃疡

■ **材料：**
圆白菜丝、去骨鸡腿肉块各 100 克，胡萝卜丝、
洋葱丝各 30 克

■ **调味料：**
米酒、味噌各 1 大匙，橄榄油 2 大匙，
酱油、味酥、大蒜泥、姜泥各 1 小匙

■ **做法：**
1 将除橄榄油外的调味料调匀，拌入鸡腿肉块
 中，静置约 30 分钟。
2 热锅放 1 大匙橄榄油，将洋葱丝、胡萝卜丝、
 圆白菜丝炒香后盛起。
3 倒入剩下的橄榄油，放入腌好的鸡腿肉块炒
 熟，再将步骤 2 的材料放入锅中炒匀即可。

整肠排毒功效
 圆白菜可健胃益肾、填补脑
髓，还富含多种维生素，具有保
护肠黏膜细胞、修复体内受伤组
织的功效，能预防溃疡性疾病。

整肠排毒功效
 圆白菜含维生素 U，可促进
新陈代谢；所含的膳食纤维则可
增加饱腹感，帮助肠道蠕动、通
便排毒。

黑豆炒圆白菜

促进代谢＋通便解毒

■ **材料：**
黑豆 50 克，圆白菜 150 克，大蒜 10 克，
胡萝卜 5 克

■ **调味料：**
盐 1/4 小匙，胡椒粉少许，
色拉油 1 小匙

■ **做法：**
1 将黑豆洗净，泡水 3 小时后蒸熟；圆白菜、
 胡萝卜洗净，切丝；大蒜去皮，切碎。
2 色拉油入锅，爆香大蒜碎。
3 加圆白菜丝、胡萝卜丝略炒，再加入少许黑
 豆及蒸黑豆的水，拌炒至熟。
4 最后加盐和胡椒粉炒匀即可。

芹菜

健肠有效成分
膳食纤维

食疗功效
保健肠胃
调节血压

● 别名：药芹、旱芹

● 性味：性凉，味甘、辛

● 营养成分：
β–胡萝卜素、膳食纤维、B 族维生素、
维生素 C、钙、钾、磷、蛋白质等

○ 适用者： 排便不顺者　　**✗ 不适用者：** 脾胃虚寒者、腹泻者、低血压患者、肾功能不全者

🍎 芹菜为什么能健肠排毒？

1 芹菜富含水分和膳食纤维，且含有一种能使脂肪加速分解的化学物质，能帮助体内消耗热量、维护肠道健康。

2 芹菜是高纤维蔬菜，在肠内消化后会产生木质素。木质素能加速肠内粪便的排出，促进免疫系统产生抗体，进而起到预防结肠癌的作用。

😊 芹菜主要营养成分

1 芹菜叶的营养成分比芹菜茎略高，其中胡萝卜素、蛋白质、B 族维生素、维生素 C、钙含量都较丰富。

2 芹菜含有补骨脂素，可预防一种皮肤会呈红斑状的慢性皮肤病——银屑病。

🐹 芹菜食疗效果

1 芹菜经肠内消化分解出的木质素，为一种抗氧化剂，可预防及辅助缓解高血压、动脉硬化，其浓度高时还可抑制肠内有害菌所产生的致癌物质。

2 中医认为，芹菜具有清热平肝、降压、健胃，改善头晕、黄疸、水肿、暴热烦渴、妇女经期不顺、小便热涩不利、赤白带下等症状之功效。

3 芹菜可以镇静安神。从芹菜中分解出的一种碱性成分，对动物及人体的神经皆有安定作用。

☀ 芹菜食用方法

芹菜可热炒、煮汤，或打成汁饮用。

⚕ 芹菜饮食宜忌

1 芹菜性凉质滑，脾胃虚寒者、腹泻者应慎食。

2 芹菜有降血压之效，低血压者须慎食。

3 芹菜的钾含量较高，肾功能不全者不宜多吃。

芹菜凉拌魔芋

润肠通便 + 调节血压

■ 材料：
魔芋 90 克，芹菜 2 根，大蒜 2 瓣

■ 调味料：
白醋、酱油、橄榄油各 1 大匙，白糖 1 小匙

■ 做法：

1 将魔芋洗净切块；芹菜洗净切段；大蒜去皮切碎。

2 将魔芋块、芹菜段放入沸水中烫熟后取出。

3 将所有调味料混合后，加入大蒜碎。

4 将魔芋块与芹菜段盛盘，淋上步骤 3 的调味料即可。

整 肠 排 毒 功 效

魔芋含有丰富的膳食纤维；芹菜则具有良好的通便效果。两者调配的凉拌菜，能发挥润肠通便及调节血压的效果。

整 肠 排 毒 功 效

芹菜与红枣中的维生素与膳食纤维，能促进肠道消化，预防肠道中的毒素堆积。

芹菜红枣茶

高纤降压 + 润肠排毒

■ 材料：
红枣 20 颗，芹菜 150 克

■ 做法：

1 将芹菜洗净切段；红枣洗净。

2 在锅中放适量清水，将芹菜段与红枣一起放入，煎煮成代茶饮即可。

芦荟

健肠有效成分
芦荟大黄素甙、
芦荟大黄素

食疗功效
抗菌杀菌
美容养颜

- 别名：卢会、象胆
- 性味：性寒，味苦
- 营养成分：
  多糖体、维生素 C、胶质、膳食纤维、
  芦荟大黄素甙、芦荟大黄素等

○ **适用者：** 便秘者、有粉刺及面疱者　✗ **不适用者：** 腹泻者、孕妇、体质虚弱的人

芦荟为什么能健肠排毒？

1 芦荟大黄素和芦荟大黄素甙等成分具有增进食欲、缓解肠燥便秘的作用。食用芦荟，能增强体质、强化胃功能。

2 芦荟中的芦荟大黄素，能增强大肠液分泌及脂肪分解的活性，使大肠失调的自主神经功能恢复正常，且不会产生副作用或药物依赖性。

芦荟主要营养成分

1 芦荟可提升人体免疫力，但芦荟的种类繁多，达 300 多种，其中具有药效成分的只有数种。

2 蒽醌类又名"安特拉归农综合体"，具有消毒杀菌的能力，主要存在于芦荟汁液里。

3 芦荟含多糖和维生素，对肌肤有滋润、美白的作用。

芦荟食疗效果

1 芦荟酊的抗菌性相当强，能消灭细菌、真菌、病毒等，抑制病原体的生长与繁殖。

2 芦荟的缓激肽酶可抵抗炎症，多糖类可增强人体的抵抗力，对缓解皮肤炎、膀胱炎、支气管炎、慢性肾炎等慢性病皆有功效。

芦荟食用方法

1 食用芦荟最简易、快速的方法，是直接生食其新鲜叶片，也可将新鲜叶片切成薄片、打成汁或炒后食用。

2 食用芦荟前，应在皮肤上做测试，若无异常现象才可食用。芦荟会使一些过敏体质者出现身体不适，若出现刺痛、红疹、红肿、腹痛、腹部有灼热感等现象，应停止服用。

芦荟饮食宜忌

1 芦荟性寒，易引起腹泻，腹泻者及孕妇应避免食用。

2 体质虚弱及脾胃虚寒者应谨慎食用芦荟。

青椒

健肠有效成分
膳食纤维

食疗功效
增强抵抗力
预防动脉硬化

● 别名：甜椒、番椒

● 性味：性热，味辛

● 营养成分：
维生素 A、维生素 C、维生素 K、磷、铁、
胡萝卜素、烟酸、叶酸、膳食纤维等

○ **适用者：** 肌肉疼痛者、高胆固醇血症者   ✗ **不适用者：** 胃溃疡、高血压、眼疾、痔疮、阴虚火旺等患者

青椒为什么能健肠排毒？

1 青椒具有的特殊气味，能刺激唾液和胃液分泌，促进肠道蠕动，帮助消化，增进食欲。

2 青椒富含膳食纤维，可吸附肠道中的毒素和废物，连同粪便顺利排出体外。

青椒主要营养成分

1 青椒的维生素 A、维生素 K 含量是蔬菜中较多的，所含丰富的铁质有助于人体造血。

2 青椒的维生素 C 和胡萝卜素的含量丰富，能增强人体免疫力。

3 青椒所含的辣椒素有助于促进脂肪新陈代谢，改善体内脂肪堆积的现象。

青椒食疗效果

1 青椒中含有的维生素 A、维生素 C 都可增强人体抵抗力，预防中暑，还可促进脂肪代谢，避免胆固醇附着于血管，进而有预防动脉硬化、糖尿病、高血压等作用。

2 青椒含有促进黑色素代谢的成分，可淡化黑斑、雀斑。胡萝卜素与维生素 D 可增强皮肤抵抗力，防止面疱和斑疹的产生。

3 青椒含有的 β-胡萝卜素，可转化成维生素 A，保护肌肤、鼻子、支气管、肺部和肠胃黏膜以及肠道等健康。

4 青椒富含维生素 C 和维生素 P，具有抗氧化、促进新陈代谢、增强免疫力之效，并能降低胆固醇与预防动脉硬化。

青椒食用方法

1 青椒的外形独特，若栽种时使用农药，很容易积累在其凹陷的果蒂上，因此食用青椒前应去蒂，再彻底清洗。

2 青椒含有脂溶性维生素，即维生素 A，加油快炒，可增加身体对维生素 A 的吸收，但要注意炒的时间不宜过长。

青椒饮食宜忌

阴虚火旺、肝经火热、高血压、肺结核、肠胃炎、胃溃疡、眼疾、食管炎、痔疮等患者应谨慎服用。

芦笋

健肠有效成分
膳食纤维

食疗功效
提升免疫力
抗癌

- 别名：石刁柏、野天门冬
- 性味：性寒，味甘
- 营养成分：
  膳食纤维、维生素A、维生素C、维生素E、蛋白质、硒、钼、铬、锰、叶酸

○ **适用者：** 疲劳者、神经性疼痛者 ✕ **不适用者：** 痛风患者、尿酸高者

芦笋为什么能健肠排毒？

1 芦笋味道鲜美，让人食欲大增，其中丰富的膳食纤维能促进胃肠蠕动，帮助消化，改善便秘。

2 芦笋中含有天门冬氨酸和微量元素铬、锰、硒、钼，可促进身体新陈代谢，提高人体免疫力。

芦笋主要营养成分

1 芦笋含有蛋白质、维生素和多种氨基酸，且含量高于一般果蔬。根据营养学家分析，芦笋中的蛋白质含有人体所必需的多种氨基酸。

2 芦笋中的维生素C可预防心脏病和癌症，提升免疫力。

3 芦笋中独特的天门冬氨酸和多糖体，可增强体力、缓解疲劳、保护心血管系统及消化系统、改善神经性疼痛及视力衰退、促进白细胞增生等。

4 芦笋所含的钾多而钠少，具有利尿作用，可帮助排毒。

芦笋食疗效果

1 芦笋中的叶酸有助预防子宫颈癌、胎儿先天缺陷、心脏病、结肠癌及直肠癌等。

2 芦笋中的钾，可帮助调节细胞内电解质平衡，维持心脏正常功能及稳定血压。

芦笋食用方法

1 芦笋不宜生吃，但若以高温加热，叶酸容易流失，建议以快炒、余烫或微波加热的方式烹调，以保留营养成分。

2 生芦笋易老化，应先在煮沸盐水中余烫1分钟，冷却后再放入冰箱，2～3天内应食用完毕。

芦笋饮食宜忌

芦笋的嘌呤含量高，尿酸高及痛风患者不宜过量食用。

芦笋土豆蛋沙拉

保护黏膜＋增进食欲

■ **材料：**

芦笋 200 克，鸡蛋 3 个，土豆 1 个

■ **调味料：**

盐 1 小匙，沙拉酱 3 大匙

■ **做法：**

1　将芦笋洗净去除根部，切段；土豆洗净去皮，切块；鸡蛋放入开水中煮约 7 分钟至熟后，剥壳切丁。

2　取锅煮水至沸，将芦笋段烫熟后捞出；接着将土豆块煮至熟软后捞出。

3　将土豆块捣成泥，拌入芦笋段、鸡蛋丁、盐及沙拉酱即可。

整 肠 排 毒 功 效

　　芦笋富含维生素 A，可保护消化器官黏膜；所含的天门冬氨酸，能缓解疲劳、提高食欲，有助于保护中枢神经系统、缓解焦虑等。

整 肠 排 毒 功 效

　　芦笋富含铁、维生素 A、维生素 C、维生素 E 及叶酸，所含的 β－胡萝卜素比菠菜多，可抗氧化、防癌；紫米有健脾补血的作用。

紫米芦笋卷

抗氧化＋健脾补血

■ **材料：**

紫米、白米各 30 克，寿司海苔 2 张，芦笋 100 克，熟核桃仁 20 克

■ **调味料：**

低脂沙拉酱 4 小匙，寿司醋 1 大匙

■ **做法：**

1　分别将紫米与白米洗净，煮熟；再将两种米混合并拌入寿司醋，放凉备用。

2　将海苔对切；芦笋洗净，汆烫后冰镇沥干；熟核桃仁磨成粉，备用。

3　将海苔略烤，放入步骤 1 的材料、芦笋、核桃仁粉及低脂沙拉酱，卷好切段即可。

秋葵

健肠有效成分
水溶性膳食纤维

食疗功效
调节血压
帮助消化

- 别名：羊角豆、潺茄
- 性味：性寒，味淡
- 营养成分：
  维生素 A、维生素 C、维生素 E、维生素 K、水溶性膳食纤维、胡萝卜素、蛋白质、叶酸、烟酸、钾、铁、钙、磷等

○ 适用者：发育中的儿童　✗ 不适用者：阳虚体质者

🍎 秋葵为什么能健肠排毒？

1 秋葵中的特殊黏液含大量的可溶性膳食纤维，减少体内毒素堆积，有效预防便秘。

2 《本草纲目》记载，秋葵属于食疗性植物。秋葵的特殊黏液含有丰富的营养成分，可附着于胃黏膜上，保护胃壁健康。

😊 秋葵主要营养成分

1 秋葵中的胡萝卜素及维生素 A，对保持眼睛、皮肤健康均有帮助。

2 秋葵含有丰富的维生素 A、B 族维生素，被视为强身健体的蔬菜。

3 秋葵中对人体有害的草酸含量低，所以人体对秋葵中钙的吸收率比牛奶更高，是素食者及发育中儿童补充钙质的良品。对牛奶过敏者，吃秋葵能很好地补钙。

🥦 秋葵食疗效果

1 秋葵的黏液里所含的半乳聚糖、果胶及阿拉伯胶，皆属于水溶性膳食纤维，具有调节血压、帮助消化之效，还可预防大肠癌等疾病。

2 中医认为，秋葵根有排脓散瘀、清热解毒和疏通血脉之效，还可用来缓解筋骨损伤。

☀ 秋葵食用方法

1 秋葵以炒、生炸，或腌渍的方式烹调均适宜。

2 秋葵可生食，但必须先洗净。生秋葵冷藏于冰箱内可保存几天，鲜味不减。

⚕ 秋葵饮食宜忌

1 秋葵性寒，阳虚体质者不宜过量食用；肠胃功能较差者若吃太多，容易引起腹泻。秋葵汆烫后，蘸含大蒜末、辣椒末的酱油食用，可稍微平衡其寒性，但仍应控制食量。

2 秋葵中的钾含量较多，血液透析者要烫过再食用，不可生食。

梅香秋葵拌山药

帮助消化 + 保护肠胃

■ **材料：**

秋葵、山药各 60 克，柴鱼片少许

■ **调味料：**

紫苏梅肉 2 颗，盐、白糖各少许，米醋、味酥各 1/2 小匙

■ **做法：**

1 将秋葵洗净，撒上少许盐，用水氽烫后，沥干水分，对切成片。

2 将山药去皮洗净，切条，放入碗中，加适量水和米醋浸泡约 10 分钟，捞起备用。

3 将所有调味料混合后，拌入秋葵片、山药条，最后撒上柴鱼片即可。

整 肠 排 毒 功 效

紫苏梅含有机酸，能整肠止泻、促进胃液分泌；秋葵中的水溶性膳食纤维也能有效帮助消化，促进肠道蠕动，保护胃壁。

整 肠 排 毒 功 效

秋葵含特殊黏液及阿拉伯聚糖、半乳聚糖、鼠李聚糖等，可帮助消化、增强体力、保护肠道；西红柿富含类黄酮、维生素 C。

焗烤秋葵

美容养颜 + 健胃整肠

■ **材料：**

小西红柿 6 颗，秋葵 200 克，乳酪丝、乳酪粉各适量，洋葱丝 20 克

■ **调味料：**

鲜奶油 50 毫升，盐、黑胡椒各少许，橄榄油 1 小匙

■ **做法：**

1 将小西红柿洗净对切；秋葵洗净氽烫后，去蒂，对半切开备用。

2 热锅放油，炒香洋葱丝，依次加入鲜奶油、西红柿块、盐拌炒，转小火续煮至浓稠状。

3 将步骤 2 的材料、秋葵、乳酪丝依次铺在烤具上，放入预热 200℃的烤箱中，烤约 4 分钟至表面呈金黄色后，撒上乳酪粉和黑胡椒粉即可。

玉米

健肠有效成分
维生素 B_6、
烟酸

食疗功效
增强脑力和记忆力

- 别名：玉蜀黍、苞谷、苞米
- 性味：性平，味甘
- 营养成分：
蛋白质、碳水化合物、钙、铁、磷、硒、维生素 A、
B 族维生素、维生素 C、维生素 E、维生素 H、
胡萝卜素、膳食纤维等

〇 适用者：一般人群　✕ 不适用者：糖尿病患者

玉米为什么能健肠排毒？

1 玉米含维生素 B_6、烟酸等成分，可刺激胃肠蠕动、加速粪便形成及排出体外，可预防肠炎、便秘、肠癌。

2 玉米胚芽所含的营养物质，可促进人体新陈代谢。

3 玉米富含膳食纤维，可以疏通阻塞的肠道，帮助身体排出宿便和积累的毒素，保护肠道健康。

玉米主要营养成分

1 玉米中淀粉含量介于 64%~72%，按其结构可分为直链淀粉和支链淀粉两种；其次为蛋白质、脂肪、膳食纤维、糖类；此外，玉米籽粒中还含有丰富的维生素、矿物质和一些重要的生物活性物质。

2 玉米中的胡萝卜素、水溶性维生素中含维生素 B_1 较多，但维生素 D、维生素 K、维生素 B_2 和烟酸含量较少。

玉米食疗效果

1 玉米须含抗癌物质，是解热利尿良方，肾病、黄疸及中暑引起的小便困难，皆可用玉米须煮汤饮用，以改善症状。

2 玉米黄质可以延缓视力老化、刺激大脑细胞和增强记忆力。癌症患者多吃玉米，可在一定程度上抑制抗癌药物对人体产生的副作用。

玉米食用方法

1 玉米含有大量淀粉，可作主食。食用玉米应细嚼慢咽，以免引起消化不良。

2 玉米不宜生食。

3 玉米粒的胚芽是营养成分集中处，不要浪费。

玉米饮食宜忌

1 食用玉米不宜过量，否则容易引起腹部胀气。

2 玉米的碳水化合物含量较低，但玉米中的葡萄糖等单糖成分较多，容易被肠道吸收，影响血糖。因此专家建议，糖尿病患者不宜多吃玉米。

玉米上海青

改善便秘＋帮助消化

■ 材料：
玉米粒 40 克，上海青 150 克

■ 调味料：
白糖、盐各 1/4 小匙，
低钠酱油 1 小匙，胡椒粉 1/6 小匙，
水淀粉 1 小匙（淀粉、水各 1/2 小匙）

■ 做法：
1　将上海青洗净，切小段。
2　锅中加热水、盐，放入上海青段氽烫后沥干，备用。
3　将玉米粒、酱油、白糖和胡椒粉加入炒锅中翻炒，加少许水煮熟，用水淀粉勾芡。
4　最后将步骤 3 的材料淋在上海青段上即可。

整 肠 排 毒 功 效
　　玉米富含色氨酸，有助稳定神经系统；其膳食纤维可增强肠胃功能，帮助消化，排除肠道中的有毒物质，减少对肠胃的伤害。

玉米海带芽沙拉

清洁肠道＋健脾通便

■ 材料：
玉米粒 60 克，海带芽 50 克，小黄瓜 1 根，
小西红柿 5 颗

■ 调味料：
芝麻酱 2 大匙，白醋 1 大匙，
橄榄油、香油、白糖各 1 小匙

■ 做法：
1　将海带芽洗净，放入水中泡软备用；小黄瓜洗净，横切成片。
2　将小西红柿洗净，去蒂对切。
3　将玉米粒、步骤 1 和步骤 2 的材料放入盘中。
4　将所有调味料混合，淋在步骤 3 的材料上即可。

整 肠 排 毒 功 效
　　玉米富含膳食纤维与维生素C，能促进肠道蠕动；西红柿与小黄瓜可清洁肠道；海带芽的胶质能吸附肠道毒素，保持肠道健康。

西蓝花

健肠有效成分
膳食纤维

食疗功效
抗癌
提升免疫力

● **别名**：绿菜花、青花菜、
　　　绿花椰菜

● **性味**：性凉，味甘

● **营养成分**：
蛋白质、磷、维生素 A、维生素 C、维生素 E、维生素 K、叶酸、烟酸、泛酸、类胡萝卜素、碳水化合物、类黄酮、铬、槲皮素等

○ **适用者**：一般人群　　✗ **不适用者**：经常放屁者

西蓝花为什么能健肠排毒？

西蓝花富含膳食纤维，可帮助通便，清除肠道废物。

西蓝花主要营养成分

1 西蓝花含丰富的钾，可预防高血压；铬能稳定血糖、稳定血脂；槲皮素则可消炎抗菌、抑制病毒、抗凝血、提高人体免疫力。

2 西蓝花是类黄酮含量最多的蔬菜之一，可以预防感染，是最佳的"血液清理剂"之一，具有防止胆固醇氧化、抗血小板凝集的功能，进而降低心脏病与中风的发病风险。

西蓝花食疗效果

1 常吃西蓝花，可以降低直肠癌、乳腺癌及胃癌等癌症的发病率。有研究指出，西蓝花及大白菜是众多蔬菜水果中抗癌效果较好的。

2 长期食用西蓝花，可增强肝脏解毒功能、提高人体免疫力，还能预防感冒和维生素 C 缺乏症。

3 古代西方人发现西蓝花有开嗓、润喉、润肺、止咳等功效，他们称其为"天赐的良药"。

西蓝花食用方法

1 清洗西蓝花时，先将其浸泡在水中几分钟，可引出菜虫，并洗净农药。

2 新鲜的生西蓝花可做成各种风味菜肴和沙拉，也可浸在浓味酱油内调制成腌菜。

3 西蓝花煮熟后，可与各式蛋类、肉类、奶类、调味品或其他蔬菜一起食用。

西蓝花饮食宜忌

1 西蓝花含磷，在肠道内容易产生大量气体，经常放屁的人不宜生吃西蓝花。

2 西蓝花可抗癌，但在水煮西蓝花的过程中，抗癌成分会流失约70%。专家建议，蒸、微波加热或炒西蓝花，是较佳的烹调方式。

鲜笋西蓝花

提高免疫力 + 保护肠胃

■ **材料：**

西蓝花 300 克，笋片 30 克

■ **调味料：**

鲣鱼调味粉 1/4 小匙，香油 1 小匙，
低钠盐、米酒各 1/2 小匙
色拉油少许

■ **做法：**

1 将西蓝花洗净，切小朵；笋片洗净，备用。

2 在锅中放入少许色拉油，炒熟笋片，再加入
其余调味料一起翻炒。

3 加西蓝花及少许水炒熟即可。

整 肠 排 毒 功 效

　　长期食用西蓝花，可以增强
肝脏的解毒能力，提高身体免疫
力，维持肠胃功能的正常运作。

西蓝花炒鸡肉

保肝解毒 + 预防便秘

■ **材料：**

西蓝花 100 克，洋葱 30 克，鸡胸肉 120 克，
大蒜 1 瓣

■ **调味料：**

橄榄油 1 小匙，米酒 1 大匙，
酱油 2 小匙

■ **做法：**

1 将西蓝花洗净切小朵；洋葱去皮洗净，切小
块；鸡胸肉洗净切块；大蒜切片。

2 将洋葱块、鸡胸肉块放入容器中，搅拌均匀，
静置 20 分钟。

3 热油锅，爆香大蒜片，加入步骤 2 的材料。
炒香洋葱块，再加米酒、酱油续炒，待鸡胸
肉块炒熟后，放入西蓝花炒熟即可。

整 肠 排 毒 功 效

　　西蓝花属于十字花科植物，
含丰富维生素 A、B 族维生素、维
生素 C，能促进胃肠蠕动、增强肝
脏解毒能力、预防癌症和便秘。

丝瓜

健肠有效成分
膳食纤维

食疗功效
抗过敏
通经活络

- 别名：菜瓜、湾瓜
- 性味：性凉，味甘
- 营养成分：
蛋白质、膳食纤维、维生素 A、维生素 C、维生素 E、维生素 K、碳水化合物、磷、钙、铁、硒、镁、锌、钠、钾、铜、烟酸、叶酸、泛酸、胡萝卜素等

○ **适用者：**身体疲乏者、痰喘咳嗽者　✗ **不适用者：**体质虚寒者、脾胃虚弱者、腹泻者

丝瓜为什么能健肠排毒？

1 丝瓜的膳食纤维可清除肠道杂质、促进消化、改善便秘。

2 中医认为，饮用丝瓜汁能清热、健胃、解毒、止咳、化痰。

丝瓜主要营养成分

1 丝瓜中的 B 族维生素、维生素 C 有美白、祛斑、防止皮肤衰老等功效；丝瓜藤茎的汁液具有维持皮肤弹性的特殊功能，能防皱、祛皱，是上佳的保养食品。

2 丝瓜中丰富的维生素 C，可改善维生素 C 缺乏症。

3 丝瓜中的 B 族维生素含量高，可促进儿童大脑发育、保护中老年人的大脑。

丝瓜食疗效果

1 丝瓜汤对便秘、口臭、浓痰、痘疮、牙龈肿胀、口干鼻涸、小便赤黄刺痛等均有改善作用。

2 食用丝瓜，能改善女性生理期不调。

3 丝瓜子有驱除肠道寄生虫的作用。

4 丝瓜萃取物能预防乙型脑炎；丝瓜组织培养液中能萃取一种具有抗过敏的物质——泻根醇酸，其抗过敏功效十分显著。

5 丝瓜能清热化痰、祛风通络、凉血解毒、解暑除烦。

丝瓜食用方法

1 丝瓜的嫩果种子脂质含量极高，食用丝瓜最好连种子一起吃。丝瓜的嫩芽及幼嫩雄蕊摘取后可炒食。

2 丝瓜应去皮再食用。

3 丝瓜味道清甜，不宜加酱油和豆瓣酱等口味较重的调味品烹煮，以免盖过其甜味。

丝瓜饮食宜忌

1 肠胃虚寒者，食用丝瓜最好搭配姜，宜煮至熟烂再食用，但不宜过量。

2 丝瓜不宜生食，脾胃虚弱不宜过量食用。

3 体质虚寒、腹泻者不宜多食丝瓜。

西红柿丝瓜蜜

帮助消化＋高纤排毒

■ 材料：
西红柿 250 克，丝瓜 120 克

■ 调味料：
蜂蜜 1 大匙

■ 做法：

1 将西红柿洗净，去蒂切块。

2 将丝瓜洗净去皮，切块，与西红柿块一起放入果汁机中打成汁，再加入蜂蜜调匀即可。

整 肠 排 毒 功 效

西红柿中的果胶能清除肠道毒素；丝瓜和蜂蜜皆可有效滋润肠道。多饮用西红柿丝瓜蜜能改善排便不畅的现象。

整 肠 排 毒 功 效

丝瓜含脂肪、蛋白质、多种维生素、矿物质等营养成分，可改善热性疾病；其皂苷与木聚糖可增强肠胃功能。

丝瓜茶汤

清热解毒＋通乳消痈

■ 材料：
丝瓜 300 克，茶叶 7 克，葱 1 根

■ 调味料：
盐 1/2 小匙

■ 做法：

1 将丝瓜洗净去皮，切小块；葱洗净，切段。

2 锅中加水，将丝瓜块、葱段和盐加入锅中，煮沸后转小火，煮至丝瓜熟软，再加茶叶，浸泡至入味即可。

元气根茎类

　　根茎类食物用作药膳相当普遍，如山药的黏蛋白对人体具有特殊的保健功效，能维持血管弹性，预防脂肪附着在心血管壁上，降低动脉粥样硬化的发生率；莲藕的鞣酸有止血作用，从清朝起就被认定为养生食材。

　　一些根茎类食物不仅可当作配菜，还能作为主食，如营养丰富的土豆是欧洲人不可或缺的食物。但应注意的是，根茎类食物产自土中，食用前务必彻底清洗，而且一些根茎类食物，如土豆、红薯等热量和糖分含量较高，不宜过量食用。

提示 从古至今都被作为改善便秘的食物

红薯

健肠有效成分
膳食纤维

食疗功效
预防动脉硬化
抗癌

- 别名：地瓜、甘薯
- 性味：性平，味甘
- 营养成分：
  膳食纤维、维生素C、维生素E、类胡萝卜素、碳水化合物、铁、钙、钠、磷、蛋白质等

○ **适用者：** 便秘者、减肥者　✗ **不适用者：** 糖尿病患者、子宫肌瘤患者

红薯为什么能健肠排毒？

1 红薯含有大量的膳食纤维，具有预防便秘及直肠癌的功效。

2 古代医籍《本草求原》记载，红薯可"宽肠胃，通便秘，祛宿瘀脏毒"。清朝乾隆皇帝也曾吃红薯，来改善老年性便秘。

3 中医认为，吃红薯后容易放屁，这是肠道通气的现象。红薯偏碱性，膳食纤维含量高，能促进胃肠蠕动，保健肠道。

红薯主要营养成分

1 红薯含有大量的黏液蛋白，有助于体内胆固醇排出，降低动脉硬化及高血压的发生率。

2 多吃红薯，可补充维生素C，预防维生素C缺乏症。

红薯食疗效果

1 碱性的红薯，可帮助维持人体血液酸碱平衡。

2 红薯水分多、体积大，容易产生饱腹感，且热量不高，是一种良好的减肥食品。

3 红薯富含胶原蛋白及黏液多糖类物质，可维持血管的弹性与畅通，进而预防动脉硬化。

4 医学研究指出，红薯是一种抗癌效果不错的食物。

红薯食用方法

1 夏季天气燥热，红薯应以蒸食为宜；冬季寒冷，则可烤熟。蒸红薯时，不宜与米饭混合，若用同一个电锅蒸煮，最好能分层，以免红薯的糖分渗透进米饭，加速米饭的软烂。

2 红薯皮可帮助维持人体酸碱平衡，从而预防疾病。

红薯饮食宜忌

1 红薯糖分较高，糖尿病患者不宜多吃。

2 红薯中的植物固醇，是一种类似于雌性激素的成分，容易使子宫壁增厚，增大子宫肌瘤，患有子宫肌瘤的女性应注意摄取量。

黄豆红薯糙米饭

清肠排毒 + 帮助排便

■ **材料：**

黄豆45克，糙米100克，红薯1个

■ **做法：**

1 将糙米与黄豆洗净，用清水浸泡2小时。

2 将红薯去皮洗净，切块，和糙米、黄豆一起放到电饭锅中，加适量清水煮成饭即可。

整 肠 排 毒 功 效

　　黄豆中丰富的膳食纤维与矿物质，能促进胃肠顺利消化；红薯能帮助排便；糙米能有效清除肠道毒素、废物。

小白菜红薯汤

利尿降压 + 改善便秘

■ **材料：**

小白菜段、红薯块各200克，玉米须100克

■ **调味料：**

低钠盐1/2小匙

■ **做法：**

1 将材料洗净，备用。

2 取锅加适量水煮沸后，加入玉米须煮20分钟左右。

3 加入红薯块煮熟后，挑除玉米须。

4 再加入低钠盐及小白菜段略煮即可。

整 肠 排 毒 功 效

　　红薯含有多种维生素、矿物质，可缓解热病口渴，解酒毒；膳食纤维可促进肠道蠕动，帮助排出有害物质。

杏仁红薯

促进消化＋高纤通便

■ 材料：
南杏20克，红薯150克

■ 调味料：
白糖2小匙

■ 做法：

1 将红薯去皮，洗净，以模具压成花状，蒸熟后晾凉备用。

2 将南杏用热水略烫，放凉备用。

3 将红薯花、南杏和白糖混合，置入冰箱冰镇一晚即可。

整 肠 排 毒 功 效

杏仁可润肺、散滞气、止咳化痰，有助于排出体内废气，润肠通便；红薯富含膳食纤维，可减少肠中毒素的囤积。

整 肠 排 毒 功 效

红薯中含有丰富的膳食纤维，可促进肠道蠕动，缩短食物在肠道的停留时间；蜂蜜有润肠效果，有助于改善便秘。

蜜汁红薯

促进肠道蠕动＋清热润肠

■ 材料：
红薯200克

■ 调味料：
冰糖20克，蜂蜜20毫升

■ 做法：

1 将红薯洗净去皮，切小块。

2 在锅中放入清水200毫升，加热后放入冰糖使其溶化，再放入红薯块与蜂蜜。

3 水烧开后，去掉浮在水面的泡沫，再以小火慢煮。

4 等到汤汁煮至黏稠时即可。

牛蒡

健肠有效成分
膳食纤维、菊糖

食疗功效
预防慢性高血压
降低胆固醇

- 别名：牛大力、牛菜

- 性味：性寒，味苦、辛

- 营养成分：
  牛蒡糖、低聚糖、B族维生素、维生素C、蛋白质、脂肪、菊糖、钙、磷、铁、膳食纤维

○ **适用者：**高血压患者　✗ **不适用者：**妇科肿瘤病患者、身体虚寒者

牛蒡为什么能健肠排毒？

牛蒡中的膳食纤维可以刺激大肠蠕动，帮助排便，减少体内毒素，阻止废物在体内积存，并能降低体内胆固醇含量。

牛蒡主要营养成分

1 牛蒡中的菊糖十分特殊，可促进分泌精氨酸，具有强健筋骨、增强体力之效。

2 牛蒡富含多种营养物质，在日本饮食文化中，牛蒡几乎与"健康""养生"等词汇息息相关，有"东洋人参"的美称。

牛蒡食疗效果

1 中医认为，牛蒡可解毒、散热、利尿、祛痰、化瘀、止咳，还可改善肌肤干燥及面疱等症状。

2 牛蒡子是牛蒡的果实，具有抗菌功效，可缓解肌肤红肿发痒、喉咙发炎等症。

3 牛蒡根含丰富的蛋白质，可使血管保持柔韧，将钠从细胞中分解出来、排出体外，预防慢性高血压。

牛蒡食用方法

牛蒡皮薄，用刀背即可刮除。牛蒡皮本身也含有珍贵的营养，如果制作红烧或炖煮类的料理，将牛蒡清洗干净即可，不需要去皮。

牛蒡饮食宜忌

1 吃牛蒡可能会使雌性激素分泌较多，有妇科肿瘤者不宜食用。

2 牛蒡性寒，体质虚寒者需经过医师指导后再食用，以免产生副作用。

黑芝麻蒜香牛蒡

缓解便秘＋补脑养身

■ **材料：**

黑芝麻2大匙，牛蒡150克，大蒜2瓣

■ **调味料：**

白醋、白糖、酱油、料酒、橄榄油各1小匙，盐1/2小匙

■ **做法：**

1 将牛蒡洗净，去皮，切成细丝；将大蒜去皮，拍碎。

2 在沸水中加入牛蒡丝，汆烫后取出。

3 在锅中放油加热，放入大蒜碎与牛蒡丝，加入其余调味料翻炒。

4 最后撒上黑芝麻，一起翻炒即可。

整 肠 排 毒 功 效

牛蒡富含木质素与膳食纤维；黑芝麻中的脂肪酸能滋润肠道。多吃黑芝麻蒜香牛蒡，可缓解肠道干燥，促进排便顺畅。

整 肠 排 毒 功 效

牛蒡萝卜汤含有丰富的膳食纤维，能发挥润肠通便的作用；胡萝卜能促进血液循环，有助于肠道代谢，使肠道保持健康。

牛蒡萝卜汤

清肠通便＋高纤营养

■ **材料：**

牛蒡200克，毛豆40克，白萝卜、胡萝卜各100克

■ **调味料：**

盐少许

■ **做法：**

1 将牛蒡、白萝卜与胡萝卜洗净，去皮切大块。

2 将毛豆洗净后，浸泡在水中备用。

3 将所有材料放入锅中，加入适量清水以大火熬煮，煮沸后转小火续煮约20分钟，加入盐调味即可。

洋葱

健肠有效成分
膳食纤维

食疗功效
降低胆固醇
预防癌症

- **别名：** 葱头
- **性味：** 性温，味辛、甘
- **营养成分：**
蛋白质、维生素A、维生素C、维生素E、维生素H、碳水化合物、胡萝卜素、烟酸、叶酸、低聚果糖、钙、铁、磷、硒、锌、钠、镁、钾、铜、槲皮素等

○ **适用者：** 血管硬化患者、高胆固醇血症者　✗ **不适用者：** 皮肤病患者、眼疾患者、体质燥热者等

🍎 洋葱为什么能健肠排毒？

1 洋葱在中世纪已被植物学家及医生用来舒缓肠道不适及改善泌尿系统功能，同时被用作防腐剂、祛痰剂及利尿剂。

2 洋葱含有膳食纤维，不仅能提高肠道张力，刺激肠液分泌，促进肠道蠕动，帮助消化，缓解肠炎，还可吸收肠道中的胆固醇和胆汁，进而减少人体血液中的胆固醇，并降低胆结石的发病率。

3 洋葱中丰富的低聚果糖，有助改善肠道菌群的微生态环境。

4 洋葱中有特殊香气的植物杀菌素，具有抑菌及防腐之效。夏、秋两季吃洋葱，可预防痢疾杆菌、大肠杆菌所引起的肠道传染性疾病。

😊 洋葱主要营养成分

1 洋葱中所含的黄尿丁酸，可促进细胞对糖分的利用，稳定血糖。

2 洋葱中的槲皮素、谷胱甘肽，可以防癌抗癌。

3 洋葱几乎不含脂肪，其精油中含有硫化物的混合物，可以降低胆固醇。

4 洋葱含前列腺素A，前列腺素A可扩张血管，降低外周血管阻力，使钠排出体外，帮助稳定血压。

🥣 洋葱食疗效果

1 中医认为，洋葱可发散风寒、燥湿解毒、温胃解表，适用于身痛无汗、胃寒纳呆、食积胀满、外感风寒等症。

2 与大蒜相似，洋葱含有蒜素及硫化硒，可抑制致癌物质——亚硝胺的合成，促进吞噬细胞对癌细胞的破坏。

3 洋葱中的特殊成分二烯丙基硫化物，有助于预防血管硬化、降低血脂。

4 洋葱中被检测到的槲皮素类物质，在黄醇酮诱导下会形成苷，具有利尿消肿的作用，可预防及改善高脂血症、动脉硬化、肥胖等疾病，与中医理论中提到的洋葱有燥湿解毒的观点不谋而合。

5 洋葱原是民间用来治疗呼吸系统疾病的传统偏方材料。近年来，研究发现，洋

葱所含的某种含硫成分，具有预防气喘和发炎的作用。

洋葱食用方法

1 洋葱切片生吃，可避免多种营养物质在加热时被破坏。

2 红洋葱中的槲皮素含量很高，以热炒方式烹调，可保留较多的槲皮素。

洋葱饮食宜忌

1 洋葱性温，胃火旺盛者不宜多食，以免胀气。

2 虚烦少眠、潮热多汗、五心烦热者，应避免食用洋葱等温燥食物，以免助火伤阴。

3 皮肤瘙痒性疾病、眼疾、眼部充血患者应少吃洋葱。

什锦洋葱汤

降低胆固醇＋预防血栓

■ 材料：
洋葱150克，圆白菜40克，蘑菇30克，西红柿50克，青椒50克

■ 调味料：
无盐奶油2小匙，低钠盐1/2小匙，黑胡椒粉1/4小匙

■ 做法：

1 将材料洗净。洋葱去皮，切丁；蘑菇泡发后切片；圆白菜、青椒、西红柿切块。

2 热锅中加无盐奶油，融化后加入洋葱丁炒至金黄色，再加入蘑菇片炒软。

3 最后放入圆白菜块、青椒块、西红柿块，并加入适量水煮沸。

4 加入盐及黑胡椒粉调味即可。

整肠排毒功效

洋葱的挥发油可降低胆固醇；西红柿的番茄红素能抗氧化，果胶能保护肠壁、维持肠道细胞功能的完整，同时具有健胃整肠的功能。

紫菜洋葱沙拉

清肠排毒 + 消脂防癌

■ **材料：**
干紫菜10克，洋葱1/4个

■ **调味料：**
白醋、胡椒、橄榄油各2小匙，酱油、盐各少许

■ **做法：**
1 将干紫菜放在温开水中，泡开；洋葱洗净去皮，切成薄片。
2 将紫菜与洋葱片混匀装盘。
3 将所有调味料拌匀，淋在紫菜洋葱上即可。

整 肠 排 毒 功 效
　　紫菜中的碘元素能促进新陈代谢；洋葱有净化血液与促进血液循环的功效。多吃紫菜洋葱沙拉，能保持肠道健康，使皮肤变得美丽光滑。

洋葱酱拌什锦豆

降低血脂 + 整肠排毒

■ **材料：**
毛豆荚250克，豌豆100克，四季豆80克，紫洋葱1/8个，红甜椒、黄甜椒各1个

■ **调味料：**
黄芥末、橄榄油各1/2小匙，
白酒、白醋、盐、黑胡椒各少许

■ **做法：**
1 将所有材料洗净。紫洋葱剁碎；甜椒去蒂和籽，切块。
2 取锅放少许盐及适量水煮沸，放入豆类烫熟，去壳、膜；四季豆切丁。
3 将其余调味料混合拌匀，拌入步骤1、步骤2的材料，盛盘即可。

整 肠 排 毒 功 效
　　毛豆含微量黄酮类化合物，可改善妇女更年期不适，预防骨质疏松症；甜椒中的膳食纤维有整肠排毒的功效。

提示 膳食纤维可降低胆固醇、助消化

土豆

健肠有效成分
膳食纤维

食疗功效
缓解胃痛
消炎解毒

- 别名：洋芋、洋薯、番仔甘薯、马铃薯
- 性味：性平，味甘
- 营养成分：
碳水化合物、膳食纤维、蛋白质、脂肪、钙、磷、铁、钾、锌、胡萝卜素、B族维生素、维生素C、维生素E等

○ **适用者：**营养不良者、便秘者　✗ **不适用者：**老年人、糖尿病患者

🍎 土豆为什么能健肠排毒？

1 土豆含大量膳食纤维，可调节双歧杆菌等肠内细菌的平衡，改善肠道内有害菌群增生的问题，促进胃肠蠕动及胆固醇在肠道内的分解代谢。

2 土豆中的维生素C，能促进肠道代谢，清洁肠道，增强肠道免疫力。

🌀 土豆主要营养成分

1 土豆中的蛋白质属于完全蛋白质，易于被人体吸收利用。

2 土豆中各种营养成分比例均衡且全面，搭配全脂牛奶食用，便可满足人体一天大部分营养的需求。

3 土豆中的维生素C含量高，且在高温烹煮下也不易流失。

🍠 土豆食疗效果

1 土豆是非常好的低嘌呤、高钾低钠的食品，具有一定预防心血管疾病的功效，同时还可利水消肿。

2 土豆有健脾益气、消炎解毒之效，可缓解慢性胃炎、十二指肠溃疡、长期性便秘和皮肤湿疹等症。

☀ 土豆食用方法

1 土豆皮颜色若发青或异常，则可能含有有毒物质龙葵素，要煮熟才可食用。清洗前先以清水浸泡，除去泥沙，刷去凹陷处的污垢，用刀削掉冲洗后仍残留的斑点、变色处。

2 土豆含一些有毒的生物碱，主要是龙葵碱和毛壳霉碱，这些物质经过170℃以上的高温烹调后，就会分解。

🏥 土豆饮食宜忌

1 土豆含有还原酶抑制剂，老年人应少吃为宜。

2 发芽的土豆不可食用，因其龙葵碱含量会上升，吃了会引起瞳孔散大、恶心呕吐、喉咙干渴等中毒现象。

3 食用土豆后，体内血糖升高的幅度较大，糖尿病患者食用时应限量。

提示 含黏液皂苷及多种微量元素，帮助消化

芋头

健肠有效成分
膳食纤维
钾

食疗功效
消炎镇痛
补气益肾

● **别名**：青芋、芋艿

● **性味**：性平，味甘、辛

● **营养成分**：
蛋白质、胡萝卜素、B族维生素、维生素C、膳食纤维、钙、磷、铁、钾、镁、钠、氟、皂苷等

○ 适用者：身体虚弱者　　**✗ 不适用者**：糖尿病患者、肠胃湿热者

🍎 芋头为什么能健肠排毒？

1 芋头含有多种营养成分，其中膳食纤维和钾的含量较高，有助于肠道消化，改善便秘。

2《本草纲目》记载："芋子宽肠胃、疗烦热、破宿血、去死肌。"

3 芋头中丰富的黏液皂苷及多种微量元素，有助于调节人体缺乏微量元素所引起的生理异常，同时可增进食欲，促进消化。

😊 芋头主要营养成分

1 芋头营养丰富，可作蔬菜，也可当主食。其中大量的淀粉、矿物质及维生素可满足人体所需。

2 芋头所含的矿物质中，氟的含量最高，有助于洁齿防龋、保护牙齿。

🐘 芋头食疗效果

1 芋头可作为预防癌症的常用药膳主食，同时能强化人体的免疫系统。癌症手术后的患者在放疗、化疗过程中食用，有辅助康复之效。

2 中医认为，芋头可消炎镇痛、补气益肾、开胃生津，可改善胃痛、慢性肾炎、痢疾等病症。

☀ 芋头食用方法

1 芋头中的淀粉和草酸钙结晶体较难消化，草酸钙具有苦味，容易使皮肤过敏。草酸钙经烹煮后才会消失，故芋头不宜生食。

2 芋头削皮后，应马上食用，或可先浸泡于水中。削芋头的最佳方法，是戴手套或在流动的清水下进行，以免沾上芋头的黏液而引起皮肤过敏。

🎓 芋头饮食宜忌

　　咳痰、过敏性鼻炎、哮喘、荨麻疹、湿疹患者及小儿食积、胃纳欠佳者及糖尿病患者应少食，食滞胃痛、肠胃湿热者应忌食。

芋香烧鸡

宽肠充饥 + 消肿解毒

■ 材料：
芋头、去骨鸡腿肉块各250克，大蒜末、葱段各10克

■ 调味料：
盐1/2小匙，酱油、米酒各1大匙，白糖1/2大匙，橄榄油2大匙

■ 做法：
1 将芋头洗净去皮，切块，放入热油锅中煎至外表微黄取出；鸡腿肉块洗净、氽烫后，去血水备用。
2 炒锅爆香大蒜末和葱段，放入芋头块、鸡腿肉块翻炒。
3 放入其余调味料和水煮沸，转小火烧至芋头松软即可。

整 肠 排 毒 功 效

芋头含钾量较高，有降低血压的作用；丰富的膳食纤维可促进胃肠蠕动，减少肠黏膜接触毒性物质的时间，保护肠胃功能的完整。

整 肠 排 毒 功 效

牛蒡含有丰富的膳食纤维，可吸附并排出体内过多的钠与有害物质，减少肠道中的毒素。

牛蒡炖芋头

降低胆固醇 + 稳定血压

■ 材料：
牛蒡200克，芋头80克，魔芋片50克

■ 调味料：
盐1/4小匙，胡椒粉少许

■ 做法：
1 将牛蒡洗净，去皮切块，略敲几下后备用。
2 将芋头洗净，去皮切块；魔芋片以沸水氽烫。
3 锅中加入适量水，将所有食材加入炖煮，熟后略收干汤汁。
4 最后加调味料即可，可依个人喜好以香菜叶点缀。

胡萝卜

健肠有效成分
胡萝卜素
膳食纤维

食疗功效
明目养神
通便防癌

● **别名**：黄萝卜、番萝卜

● **性味**：性平，味甘

● **营养成分**：
胡萝卜素、维生素A、B族维生素、碳水化合
物、膳食纤维、挥发油、花青素、钙、铁等

○ **适用者**：高血压、夜盲症患者 ✗ **不适用者**：饮酒者

胡萝卜为什么能健肠排毒？

1 丰富的胡萝卜素被人体消化吸收后，会
转变成维生素A，有助于胃肠蠕动，防
止脂肪在皮下堆积。

2 中医认为，胡萝卜性平，味甘，可润肠
胃、补中益气、调和五脏。

3 胡萝卜含有吸水性强的膳食纤维，是肠
道中的充盈物质，可加强肠道蠕动，利
膈宽肠，通便防癌。

胡萝卜主要营养成分

1 西方人视胡萝卜为菜中上品，称其为
"小人参"，荷兰人更将之列为"国
菜"之一。

2 大量的胡萝卜素进入人体后很快转化为
维生素A，有明目养神、预防呼吸道感
染的作用，同时可调节新陈代谢、增强
抵抗力。

胡萝卜食疗效果

1 长期吸烟者，可每日喝半杯胡萝卜汁，
以保护肺部功能。

2 胡萝卜中的大量胡萝卜素和木质素，能
预防癌症。

3 胡萝卜含膳食纤维，可增加粪便体积，
促进肠道蠕动，保持排便顺畅，避免人
体吸收过多有毒物质。

胡萝卜食用方法

1 炒胡萝卜时，不宜加太多醋，以免破坏
胡萝卜素。

2 胡萝卜中的胡萝卜素，只是维生素A前
驱物，尚未转化成维生素A，因此不易
被人体直接吸收。生吃时，90%的胡
萝卜素会被排泄掉。

3 胡萝卜素为脂溶性物质，只能溶解在油
脂中，经人体小肠黏膜作用，才会转变
为维生素A。

胡萝卜饮食宜忌

胡萝卜不宜用于下酒，因大量胡萝
卜素与酒精同时进入人体后，易在肝脏
中产生毒素，久之引发肝病。

萝卜土豆汤

预防肠道病变 + 高纤润肠

■ **材料：**
土豆2个，胡萝卜1根

■ **调味料：**
盐适量

■ **做法：**

1 将土豆及胡萝卜洗净，去皮切块。

2 锅中放入清水、土豆块与胡萝卜块，煮开。

3 待土豆块与胡萝卜块煮软后，加盐调味，再略煮5分钟即可。

整 肠 排 毒 功 效

土豆富含膳食纤维和维生素C，是很好的润肠食物；和胡萝卜一起煮汤，更能增强肠道免疫力，预防肠道病变。

整 肠 排 毒 功 效

胡萝卜富含膳食纤维，有助于清理肠胃；苹果醋能刺激胃肠蠕动，增强肠胃运作功能。多吃此料理，有助于净化肠道，使肠道保持健康。

苹果醋腌胡萝卜

杀菌净肠 + 高纤排毒

■ **材料：**
胡萝卜2根

■ **调味料：**
苹果醋150毫升，
冰糖1小匙

■ **做法：**

1 将胡萝卜洗净去皮，切细丝。

2 将胡萝卜丝放入密闭容器中，倒入苹果醋，加入冰糖拌匀。

3 盖上盖子，放置2天后即可。

白萝卜

健肠有效成分
芥子油、淀粉酶
膳食纤维

食疗功效
抗癌防癌
增强免疫力

● 别名：菜头、萝卜

● 性味：性凉，味辛、甘

● 营养成分：
β-胡萝卜素、B族维生素、维生素C、蛋白质、碳水化合物、铁、钙、磷、锌、膳食纤维等

○ 适用者：咳嗽者、便秘者　✗ 不适用者：胃溃疡、十二指肠溃疡、慢性胃炎、子宫脱垂患者等

白萝卜为什么能健肠排毒？

1 白萝卜含芥子油、淀粉酶和膳食纤维，可促进消化，加快胃肠蠕动，增进食欲，同时具有止咳化痰的作用。

2 膳食纤维能刺激胃肠蠕动，缩短粪便在肠道内的停留时间，预防便秘、结肠癌和直肠癌。

白萝卜主要营养成分

1 白萝卜所含的淀粉酶，能分解食物中的淀粉和脂肪，使人体充分吸收。

2 白萝卜含有丰富的维生素C和微量元素锌，可增强人体免疫力，提高抗病能力，加速伤口愈合。

3 白萝卜含有的芥子油与多种酶相互作用后，可形成具有辛辣味的抗癌成分。

白萝卜食疗效果

1 白萝卜含木质素，能提高人体内巨噬细胞的活力，加速其吞噬癌细胞。其中所含的多种维生素，能分解致癌物质亚硝胺，达到防癌效果。

2 中医认为，白萝卜具有消食化滞、凉血止血、宽中下气、顺气化痰、清热生津、开胃健脾等功效，适用于腹痛、腹胀积食、痰多、咳嗽等症。

3 白萝卜富含膳食纤维，可增加粪便体积，促进肠道蠕动，帮助排便，避免人体吸收废物中的有毒物质和致癌物质，预防肠癌。

白萝卜食用方法

1 白萝卜可生食、煮食、炒食、捣汁或煮汤饮用，还可外敷患处。烹饪以烧、拌、煮汤较适宜，也可作为配料和点缀材料。

2 白萝卜宜生食，但食用后半小时内应减少进食其他食物，以免其有效成分被稀释。

白萝卜饮食宜忌

1 白萝卜性偏凉，虚寒腹泻、脾虚者应慎食。

2 胃溃疡、慢性胃炎、十二指肠溃疡、单纯性甲状腺肿大、子宫脱垂等患者忌食。

白萝卜咸粥

预防肠癌 + 促进消化

■ **材料：**
白萝卜80克，糯米100克

■ **调味料：**
盐适量

■ **做法：**

1 将白萝卜洗净，去皮，切成小块。

2 将糯米洗净，与白萝卜块一起放入锅中，加适量清水烹煮，煮好后加盐调味即可。

整 肠 排 毒 功 效

白萝卜含丰富的维生素C，具有杀菌与助消化的功效；膳食纤维可促进肠道蠕动。多吃此粥品，能避免便秘，有效预防大肠癌。

欧风萝卜沙拉

消食除胀 + 润肠排毒

整 肠 排 毒 功 效

白萝卜可去油解腻、润肠排毒；所含的膳食纤维能清除肠道中的毒素，改善便秘、预防肠癌。

■ **材料：**
白萝卜250克，酸黄瓜20克，德国香肠180克，西芹50克

■ **调味料：**
白醋、白糖各1大匙，盐1/4小匙，
青辣椒酱1/2小匙，柠檬汁、食用油各少许

■ **做法：**

1 将白萝卜洗净磨成泥，稍微沥干水分，备用。

2 热锅加少许油，将德国香肠放入锅中煎熟，再斜切成小块，备用。

3 将酸黄瓜切小块；西芹洗净，去粗梗，切小块，备用。

4 将其余调味料和步骤2、步骤3的材料混合均匀，再加入步骤1的白萝卜泥拌匀即可。

竹笋

健肠有效成分
膳食纤维
含氮物质

食疗功效
清热化痰
益气和胃

- 别名：春笋、冬笋

- 性味：性微寒，味甘

- 营养成分：
B族维生素、维生素C、蛋白质、碳水化合物、胡萝卜素、氨基酸、磷、铁、钙等

○ **适用者：** 高血压患者、高脂血症患者　✗ **不适用者：** 关节炎、痛风、肾病、结石病患者

竹笋为什么能健肠排毒？

1 竹笋中有一种白色的含氮物质，是竹笋独有的清香味来源，具有促进消化、增进食欲的作用，可治疗消化不良，改善长期便秘。

2 竹笋甘寒通利，所含膳食纤维可以吸收肠道中的水分，降低肠内压力，帮助胃肠蠕动，增加粪便水分，使之更易排出体外，从而缓解便秘，预防肠癌。

竹笋主要营养成分

1 竹笋含有优质蛋白质以及人体必需的色氨酸、苏氨酸、赖氨酸、谷氨酸、苯丙氨酸等。其中谷氨酸在蛋白质代谢过程中占重要地位，胱氨酸有维持蛋白质结构的作用，为优质的保健蔬菜。

2 竹笋中维生素、植物蛋白质及微量元素的含量均较高，可增强人体免疫功能，提高防病抗病能力。

竹笋食疗效果

1 中医认为，竹笋性微寒，味甘，无毒，药理上可益气和胃、清热化痰、解消渴、利水道等。

2 竹笋具有低糖、低脂、富含膳食纤维的特点，可减少体内多余脂肪，消痰化瘀。对于高血压、高血糖、高脂血症、消化道癌症及乳腺癌，都有一定的预防作用。

竹笋食用方法

1 竹笋炒、拌、烧、焖皆宜，也可作配料或馅料。

2 新鲜竹笋保存时不用将壳剥除，以免其清香味挥发殆尽。

3 竹笋有苦味，放入水中煮开后，浸泡于冷水中数分钟，可去除。

竹笋饮食宜忌

竹笋含有大量的草酸，痛风、关节炎、结石病、肾病患者不宜食用。

鲜笋烩香菇

润肠通便＋高纤排毒

■ 材料：

香菇5朵，竹笋100克，葱段10克

■ 调味料：

酱油2小匙，高汤400毫升，
蚝油、冰糖、料酒各1大匙，
食用油适量

■ 做法：

1 将香菇泡温水中，一晚后捞出，备用。

2 将竹笋洗净去皮，切大块，放入沸水中氽烫
  后沥干。

3 锅中放油烧热，放入葱段爆香，再加入香菇
  与竹笋块，以大火翻炒。

4 加入高汤与其余调味料，改小火焖煮，等汤
  汁慢慢收干时即可。

整 肠 排 毒 功 效

竹笋含有大量的膳食纤维，
能发挥润肠通便的效果；香菇能
代谢肠道毒素，保持肠道健康。
多吃此菜，可预防便秘。

整 肠 排 毒 功 效

竹笋含丰富的三大营养成分：
维生素、矿物质、膳食纤维，可以
刺激胃肠蠕动、帮助消化、减少体
内废物，让人有饱腹感。

竹笋虾米扒豆腐

益气和胃＋清热利水

■ 材料：

竹笋块、豆腐块各100克，虾米10克，葱段5克

■ 调味料：

番茄酱、白糖各1大匙，糯米醋2小匙，色拉油
1小匙

■ 做法：

1 将竹笋块洗净氽烫后，沥干；虾米泡水后沥
  干，备用。

2 将豆腐块过油炸熟，备用。

3 炒锅中加1小匙色拉油，加其余调味料煮
  匀，再加入步骤1和步骤2的材料略煮，出锅
  前撒上葱段即可。

南瓜

健肠有效成分
膳食纤维

食疗功效
补血、抗癌

- **别名**：金瓜、番瓜、倭瓜
- **性味**：性温，味甘
- **营养成分**：
  蛋白质、碳水化合物、β-胡萝卜素、维生素C、钙、磷、铁、瓜氨酸、精氨酸、葫芦巴碱、甘露醇、天门冬氨酸等

○ **适用者**：高血压患者 ✗ **不适用者**：黄疸、皮肤病、脚气病患者等

南瓜为什么能健肠排毒？

南瓜所含的膳食纤维，可包覆肠道中的废物与毒素，增加粪便体积，且使其更柔软，有助于排便通畅，改善长期便秘。

南瓜主要营养成分

1 南瓜是维生素A的优质来源。

2 南瓜的营养成分丰富且齐全。嫩南瓜的维生素C及葡萄糖含量较丰富；老南瓜则含有较多的钙、铁及胡萝卜素。

3 南瓜中含有钴，具有补血作用，适合贫血患者食用。

南瓜食疗效果

1 《本草纲目》记载，南瓜性温，味甘，入脾、胃经，具有消炎止痛、解毒杀虫、补中益气、化痰排脓、益肝血、生肝气、安胎等功效。

2 多食用南瓜，能抑制体内亚硝酸胺的突变，防止癌细胞产生。

3 南瓜子可有效杀灭血吸虫幼虫，用于预防蛲虫病。

4 现代医学研究指出，南瓜可以有效预防糖尿病、高血压、肝病等，且有"防癌食物"之称。

5 多吃生南瓜或蒸至半熟的南瓜，有助于降低血压。

南瓜食用方法

1 南瓜营养丰富，烹调时可作主食或配菜，还可作为药膳材料。

2 嫩南瓜适合当作蔬菜，味道爽口；老南瓜则可作为主食，不少地方又称之为"饭瓜"。

南瓜饮食宜忌

食用南瓜过量会助长湿热，皮肤患有疮毒、易受风发痒、黄疸和脚气病患者皆不宜大量食用。

健康南瓜粥

防癌抗老＋补血通便

■ **材料：**
南瓜220克，白米60克

■ **做法：**

1 将南瓜洗净，去皮、瓤、籽后，切块。

2 将南瓜块与洗净的白米一起放入锅中，加入适量水，熬煮成粥即可。

（整）（肠）（排）（毒）（功）（效）
南瓜中的胡萝卜素能防止细胞氧化，有助于清除肠道中的致癌物质；膳食纤维能促进肠道消化，有效缓解便秘，保持肠道内菌群环境平衡。

南瓜鸡肉面条

降低血糖＋美容减肥

■ **材料：**
南瓜丁、鸡肉块各100克，黄甜椒1个，罗勒叶20克，大蒜末10克，面条3小束

■ **调味料：**
盐1小匙，橄榄油2小匙

■ **做法：**

1 将面条放入沸水中煮熟，捞出放入冰水中浸泡，备用。

2 将南瓜丁和鸡肉块洗净，备用。

3 将黄甜椒洗净，去籽和蒂，切丁。

4 热锅放油，爆香大蒜末，依次放入鸡肉块、南瓜丁、黄甜椒丁炒软，最后加盐及罗勒叶拌匀。

5 将面条拌入步骤4的材料中即可。

（整）（肠）（排）（毒）（功）（效）
南瓜肉有种特殊物质，可促进胰岛素分泌，降低血糖，有助于预防糖尿病；丰富的锌可加速修护损伤的细胞，维护肠道健康。

提示 调节消化系统，避免脂肪堆积

山药

健肠有效成分
非水溶性膳食纤维

食疗功效
抗菌、抗氧化

● 别名：淮山药、怀山药、野山豆

● 性味：性平，味甘

● 营养成分：
黏液质、维生素A、B族维生素、维生素C、类胡萝卜素、蛋白质、碳水化合物、钙、磷、铁等

○ **适用者：**腹泻者、糖尿病患者　✗ **不适用者：**燥热体质者

山药为什么能健肠排毒？

1 山药中所含的非水溶性膳食纤维有助于肠道蠕动，帮助消化。

2 山药可调节消化系统，减少皮下脂肪囤积，改善肥胖并强化免疫功能。

山药主要营养成分

1 山药中含有淀粉酶，能分解淀粉类物质，有帮助人体消化的作用。

2 山药所含的多巴胺是改善血液循环、扩张血管的重要成分，在食疗中占有重要位置。

山药食疗效果

1 中医认为，山药具有养肺、补脾、益肾、止泻之效。

2 大量黏液蛋白是山药的最大特点，这是一种多糖蛋白质混合物，具有特殊的保健功效，能预防脂肪附着在心血管上，维持血管弹性，降低动脉粥样硬化的发生率。

3 山药中的黏液蛋白还可减少皮下脂肪过度堆积，预防结缔组织萎缩，降低硬皮病、类风湿性关节炎的发生率。

4 山药能有效抗菌、抗氧化、调节生殖系统、增强免疫力、抑制癌细胞。

5 山药还有促进干扰素生成、改善血液循环、扩张血管、消除尿蛋白、抗关节炎、恢复肾功能等作用。

6 山药可缓解慢性腹泻、慢性胃炎、糖尿病、夜尿频繁、头风、失眠、腰痛、健忘、更年期不适症状等。

山药食用方法

1 山药皮所含的皂角素或黏液里的植物碱，与人体接触后，会使易过敏的人群出现红肿、发痒。因此在处理山药时应避免直接接触，可佩戴手套。

2 山药煮熟后磨成泥，搭配白米一起食用，可缓解便秘，增强肠胃功能。

山药饮食宜忌

山药为补益之品，体质燥热者不宜食用。

荞麦山药粥

滋肠补胃 + 促进消化

■ **材料：**
荞麦90克，山药100克

■ **调味料：**
白糖1小匙

■ **做法：**

1 将荞麦清洗干净；山药洗净，去皮，切小块。

2 将荞麦与山药块放入锅中，加清水煮成粥，加白糖调味即可。

整 肠 排 毒 功 效

　　荞麦具有滋补作用，能温和地改善肠胃虚弱的现象；山药能促进肠胃消化，也能改善因压力过大所引起的肠胃虚弱状态。

整 肠 排 毒 功 效

　　山药与豌豆都含有大量膳食纤维，能滋润肠道，保护肠道健康，改善排便不畅的情况，缓解便秘。

山药豌豆泥

滋润肠道 + 高纤通便

■ **材料：**
山药、豌豆各200克

■ **调味料：**
白糖2大匙，食用油10毫升

■ **做法：**

1 将山药洗净，放入沸水中煮熟，取出去皮并捣成泥状；把豌豆洗净煮软，捣成泥状备用。

2 将食用油放入锅中烧热，放入山药泥与白糖一起翻炒；至水分炒干后，再加入适量食用油炒匀备用。

3 使用步骤2的方法炒豌豆泥。炒好后，将山药泥淋在豌豆泥上即可。

提示 兼具清热利尿、整肠通便之效

莲藕

健肠有效成分
膳食纤维

食疗功效
生食清热凉血
加速排毒

● 别名：藕、莲根

● 性味：（生）性寒，味甘
　　　　（熟）性温，味甘

● 营养成分：
蛋白质、膳食纤维、淀粉、鞣酸、天门冬氨酸、
维生素C、氧化酶、铁、磷、钙等

○ **适用者：** 一般人群、体弱多病者　✕ **不适用者：** 心脏病患者、肾病患者、水肿者

莲藕为什么能健肠排毒？

1 莲藕富含膳食纤维，能促进肠道蠕动，预防便秘，降低胆固醇。

2 莲藕有利尿作用，能加速体内废物排出，净化血液。

莲藕主要营养成分

1 莲藕的鞣酸可使血管收缩进而止血，并有预防口臭及口腔黏膜组织软化、改善毛细血管出血的功效。

2 莲藕含多种抗氧化成分，如多酚类的鞣酸和少量的儿茶素，在人体中会产生复合作用，对抗致癌物质，达到抗癌效果。

3 莲藕中的类胡萝卜素经转换后储存于肝脏，可解毒、诱导细胞良性分化。

莲藕食疗效果

1 莲藕磨成粉熟食，能滋阴养血、消食止泻，是女性、体弱多病者的上好滋补珍品。清咸丰年间，莲藕便已被钦定为御膳贡品。

2 莲藕含丰富的膳食纤维、维生素和氨基酸等营养物质，生食也有消瘀止血、清热凉血等功效。中医认为，患者出现肺热咯血等症状时，适时食用莲藕药膳，可改善脾肺气虚的症状。

3 紧张、焦虑、失眠或体力虚弱者，可以莲藕为主要食材来制作缓解压力的药膳。

莲藕食用方法

生吃鲜藕，能解渴止呕、清热解烦；如将鲜藕榨汁，其功效更佳；煮熟的莲藕性温，味甘，有健脾开胃、益血补心之效，可滋补五脏，还具有消食、生肌、止泻的作用。

莲藕饮食宜忌

1 莲藕含钾量高，对于肾病、心脏病、水肿等限钾疾病患者不宜。

2 莲藕生吃性寒，阳虚体质者应慎食。

3 产妇分娩后，最好2周后再食用生莲藕。

蒜苗酱烧藕片

高纤通便 + 消脂排毒

■ **材料：**
莲藕120克，蒜苗3根，红椒适量

■ **调味料：**
白醋、酱油各2小匙，
香油、白糖、蒜泥各1小匙

■ **做法：**

1 将莲藕洗净，去皮切片，以沸水烫过后取出；蒜苗洗净，切碎；红椒洗净，切碎。

2 锅中放入适量香油烧热，加入莲藕片、其余调味料和2杯水以大火烧煮。

3 煮到汤汁剩一半时，加入蒜苗碎和红椒碎，以小火翻炒约3分钟，即可。

整 肠 排 毒 功 效

　　莲藕中的膳食纤维能增加肠道粪便的体积，有助于排便顺畅，同时能促进肠道蠕动，有效缓解便秘。

整 肠 排 毒 功 效

　　生莲藕可清热凉血，固涩止血，健脾开胃，生津止渴，捣汁后食用清热解毒力增强；内含维生素C、维生素B_1、钾、铁，可维持肠道功能平衡。

藕香肉饼

生津止渴 + 清热解毒

■ **材料：**
莲藕300克，肉馅150克，鸡蛋1个，香菇丁50克，葱花20克，香菜叶5克，

■ **调味料：**
盐1/2小匙，酱油、香油各1小匙，
米酒2小匙，淀粉1大匙，橄榄油2大匙

■ **做法：**

1 将莲藕洗净，去皮，部分用刨刀刨碎，加入除香菜叶外的所有材料拌匀；另一部分切片，备用。

2 将橄榄油以外的调味料拌匀，分3次拌入除藕片外的步骤1材料中，然后揉成约10个肉饼。

3 热锅放橄榄油，以中小火将肉饼煎熟放到藕片上，并撒上香菜叶即可。

魔芋

健肠有效成分
水溶性膳食纤维

食疗功效
改善糖尿病症状
降低血脂

- 别名：雷公铳、麻芋、蒟蒻

- 性味：性寒，味辛

- 营养成分：
  膳食纤维、氨基酸等

○ **适用者：** 减肥及便秘者　✗ **不适用者：** 孕妇、容易胀气者

魔芋为什么能健肠排毒？

1 魔芋含水溶性膳食纤维，被人体吸收后可抑制肠内细菌繁殖，帮助废物排出，有"肠胃清道夫"的美誉。

2 魔芋自古以来便有"去肠砂"之称，所含的葡甘露聚糖成分使魔芋具有黏稠度高之特性，可吸收肠胃内的水分，清净肠道，增加饱腹感，减少脂肪。

3 魔芋在肠胃中吸收水分时，能帮助促进胃肠消化，且含水量高，可软化粪便、增加粪便体积，使肠道润滑，排便通畅。它还能包裹体内多余脂肪及毒素，并将这些有害物质排出体外。

魔芋主要营养成分

1 魔芋除了丰富的膳食纤维与少量维生素，并无其他营养成分，属于低能量食品，是现今健康瘦身者的"新宠儿"。

2 大量的葡甘露聚糖使魔芋吸收水分后，可膨胀50～100倍，加上具有不被人体消化吸收的特性，可使人产生饱腹感，帮助降低因摄食过量所带来的热量。

魔芋食疗效果

1 人体中没有酶可分解魔芋的水溶性膳食纤维，这种特性使它在进入胃时可吸收糖类，直接进入小肠；且在小肠内抑制糖类吸收，进而减缓血糖上升，改善糖尿病症状。

2 葡甘露聚糖可干扰胆固醇吸收、减缓血糖升高，在帮助控制血糖的同时，也能降低有害健康的胆固醇，使胆固醇浓度趋于正常，有效降低血脂。

魔芋食用方法

1 尚未成熟的魔芋不要存放于袋内，应保存于原包装中的石灰水中。

2 食用魔芋前，为去除石灰水的异味及出于卫生因素考虑，应先将其置于沸水中汆烫，再进行烹调。

魔芋饮食宜忌

魔芋每次不宜食用过多，且不可完全取代正餐，以免造成营养不良。

味噌魔芋

润肠通便＋高纤排毒

■ 材料：

魔芋、白萝卜各120克，芋头150克

■ 调味料：

味噌4大匙，大蒜泥1大匙，白糖、料酒各2大匙

■ 做法：

1 将魔芋洗净，切成大块；白萝卜与芋头清洗干净，去皮，切成大块。

2 将芋头块与魔芋块分别以沸水烫过取出。

3 锅中加味噌、白糖、料酒和2杯水，再放入魔芋块、白萝卜块与芋头块一起煮。

4 煮沸后，加大蒜泥以小火煮3分钟即可。

整 肠 排 毒 功 效

魔芋所含的天然纤维，能帮助肠道蠕动；芋头中的黏滑成分，能润肠通便；白萝卜也有软化粪便的效果。

整 肠 排 毒 功 效

西红柿中富含维生素A、维生素C与果胶，可降低血液与肝脏中的胆固醇浓度；魔芋有丰富的膳食纤维，热量极低，能促进排便。

西红柿魔芋冻

降低胆固醇＋促进排便

■ 材料：

西红柿2个，魔芋冻70克，梅子8颗

■ 调味料：

梅子醋3大匙，白糖2大匙

■ 做法：

1 将西红柿洗净去蒂，和魔芋冻均切成小块；梅子去核。

2 将梅子醋、白糖和去核梅子倒入碗中，搅拌均匀，做成腌料。

3 把西红柿块、魔芋冻块倒入碗中，用腌料腌2天即可。

五谷杂粮类

　　五谷杂粮是我们日常餐饮的主食，对维护身体健康有相当大的作用。现代人越来越注重饮食保健，对五谷的营养选择也越来越讲究。过去，许多人都只喜欢吃精白米，但现在，糙米日益受到人们的重视，因为糙米能较全地保留稻谷中的营养，更好地满足身体需求。

　　常被作为早餐的燕麦中含有特殊的 β -葡聚糖，不仅可预防多种疾病，还可帮助肠胃消化；一直被当作养生、美容佳品的薏米，可搭配其他谷物食用，如绿豆薏米汤可消暑养颜。五谷杂粮各具不同营养，可依自身体质及具体需求选择食用。

提示 *所含膳食纤维能增加饱腹感，帮助排毒*

糙米

健肠有效成分
膳食纤维

食疗功效
提高免疫力
促进血液循环

- 别名：玄米

- 性味：性平，味甘

- 营养成分：
  碳水化合物、膳食纤维、脂肪、蛋白质、
  维生素A、B族维生素、维生素E、镁、铁等

○ **适用者：** 发育中的儿童、一般人群　✗ **不适用者：** 肠胃疾病者

糙米为什么能健肠排毒？

1 糙米的膳食纤维可促进肠道蠕动，使排便顺畅，增加饱腹感。

2 糙米可调节生理功能，改善体质，促进新陈代谢，对身体健康相当有益。

糙米主要营养成分

1 糙米是稻谷脱壳后仍保留了皮层和胚的米粒，不仅含有更多的蛋白质、脂肪、维生素、矿物质等营养成分，而且含有膳食纤维、谷维素、谷胱甘肽、γ-氨基丁酸、米糠多糖、二十八烷醇、肌醇等多种促进人体健康的功能因子。

2 种皮与胚芽含有多种营养，如维生素、柠檬酸；丰富的B族维生素亦大多包含在米糠中。换言之，米糠含有大部分的营养成分。若只吃精白米，等于放弃了许多珍贵的营养成分。

糙米食疗效果

1 糙米能提高人体免疫力，舒缓沮丧的情绪，促进血液循环，预防心血管疾病、便秘、贫血、肠癌等。

2 李时珍在《本草纲目》中提到糙米"好颜色"，表示糙米可美容养颜；《食物本草》也记载，米糠能"充滑肌体，可以颐养"，表示糙米能使肌肤白皙细致，且具有润肤功效。

糙米食用方法

1 可以4:1的比例混合烹煮白米和糙米，如此能使其口感更佳。

2 糙米比精白米多了外皮，以一般电饭锅烹煮可能无法完全熟透，可选用具有烹煮糙米功能的电饭锅，或将糙米先泡水一晚，再以电饭锅烹煮。

糙米饮食宜忌

1 糙米最好熬得较稀烂些再食用，以免较硬的外皮影响消化，反而造成肠胃不适、腹胀、腹泻。

2 肠胃疾病患者，或需食用流质食物和软质食物者，以及其他需限制膳食纤维摄入量的人，不适宜食用糙米。

魔芋糙米粥

通肠健胃 + 降低胆固醇

■ 材料：

魔芋180克，糙米100克

■ 做法：

1 将魔芋洗净，切成块，以热水汆烫；糙米洗净。

2 将糙米与魔芋块一起放入锅中，加入适量清水煮成粥即可。

整 肠 排 毒 功 效

魔芋具有很好的通肠效果；糙米能健胃并促进肠道蠕动。多吃魔芋糙米粥，能防止便秘，增强肠道免疫力，防止肠道出现病变。

糙米腰果浆

促进血液循环 + 改善便秘

■ 材料：

糙米80克，腰果5颗

■ 调味料：

白糖2小匙

■ 做法：

1 将糙米洗净后，用热水浸泡一夜备用。

2 将糙米和腰果放入榨汁机中，加入700毫升的水，搅打到呈浓稠状为止。

3 将打好的米浆放入锅中，用中火煮开后，加入白糖拌匀即可。

整 肠 排 毒 功 效

糙米含有丰富的维生素，也含有大量膳食纤维和多元不饱和脂肪酸，有促进血液循环、防止动脉硬化、改善与预防便秘的作用。

豆皮糙米饭

清除宿便 + 高纤清肠

■ **材料：**

豆皮2片，芹菜10克，毛豆25克，糙米100克

■ **调味料：**

橄榄油1小匙，盐适量

■ **做法：**

1 将豆皮洗净切片；芹菜洗净去老筋，切段。

2 将豆皮片放入沸水中烫熟；芹菜段略烫过；毛豆洗净，放入沸水中煮熟。

3 将洗净的糙米放入电饭锅中，加适量清水煮成饭。

4 将步骤2中的材料拌入糙米饭中，加适量盐，淋上橄榄油拌匀即可。

整 肠 排 毒 功 效

豆皮与毛豆加上糙米饭，三者含有丰富的膳食纤维，能够帮助人体排出肠道内的毒素和垃圾，进而改善便秘。

香菇糙米饭

畅通血流 + 改善微循环

■ **材料：**

糙米120克，虾米10克，圆白菜75克，干香菇20克

■ **调味料：**

橄榄油、盐各2小匙

■ **做法：**

1 将材料洗净。糙米泡水2小时后，加水倒入电饭锅中煮熟；虾米、干香菇泡水至软。

2 将香菇、圆白菜切丝。

3 在锅中加油爆香虾米、香菇丝、圆白菜丝，翻炒至熟软，再加糙米饭拌炒均匀。

4 最后加盐炒匀即可。

整 肠 排 毒 功 效

糙米中的维生素E可预防细胞氧化；丰富的膳食纤维能防止肠内发生异常的发酵作用，改善内分泌失调状态，还可改善末梢血液循环。

燕麦

健肠有效成分
膳食纤维
β-葡聚糖

食疗功效
有益心血管

● 别名：香麦、铃当麦
● 性味：性温，味甘
● 营养成分：
B族维生素、维生素E、膳食纤维、亚麻酸、铁、钙、磷、锌

○ **适用者：** 一般人群、"三高"患者　✗ **不适用者：** 血液透析、末期肾病患者

燕麦为什么能健肠排毒？

1 燕麦在加工处理过程中，保留较多的外表层纤维，相较于其他谷类食品，含有更多的膳食纤维，能帮助肠道蠕动，增加排便量。

2 燕麦中的β-葡聚糖具有增强人体免疫力、降低胆固醇及甘油三酯、降低心血管疾病及中风发生概率的作用；它还可抑制饭后血糖水平快速升高，并增加肠道有益菌，帮助消化。

燕麦主要营养成分

1 燕麦蛋白质中的氨基酸是谷类粮食中含量较齐全的，能满足人体必需氨基酸的大多数需求。

2 燕麦含有丰富的脂肪酸、矿物质及维生素A，是人体补充营养的重要来源。

燕麦食疗效果

1 燕麦中的水溶性膳食纤维，主要是β-葡聚糖。它能进入血管，吸附血液内的低密度脂蛋白胆固醇，可降低人体内低密度脂蛋白胆固醇及甘油三酯的含量，对心血管健康相当有益。

2 燕麦麸皮含有亚麻酸、丰富的B族维生素、维生素E、铁、磷、钙、锌，具有预防骨质疏松、帮助伤口愈合、改善贫血症状等功能。

燕麦食用方法

1 燕麦烹煮前要先泡水2~3小时，煮熟后拌入米饭一起吃，或做成其他料理。

2 燕麦一餐的推荐食用量约75克，摄取过量将导致消化不良。

燕麦饮食宜忌

燕麦属于全谷类食物，所含的磷偏高，末期肾病患者及血液透析患者应控制燕麦食用量，并在食用前先观察肾功能指标，获得医师或营养师的指导方可食用。

红枣燕麦饭

滋补肠道＋预防肠道病变

■ 材料：

燕麦、白米各50克，红枣15颗

■ 做法：

1 将燕麦洗净，泡水2小时，备用。

2 将白米洗净；红枣洗净，去核。

3 将所有材料放入电饭锅中，加入约220毫升的水烹煮成饭即可。

整 肠 排 毒 功 效

燕麦丰富的膳食纤维与维生素能刺激肠道蠕动；红枣能滋补肠道。两者一起食用，将有效增强肠道免疫力，预防肠道病变。

玉米燕麦粥

降低血脂＋润肠通便

■ 材料：

燕麦50克，玉米粉水2小匙（玉米粉、水各1小匙）

■ 做法：

1 将燕麦洗净，泡水1小时后沥干。

2 在汤锅中加入适量水煮沸，把泡好的燕麦放进去熬煮25分钟。

3 再加入玉米粉、水，勾芡即可。

整 肠 排 毒 功 效

燕麦的蛋白质和脂肪含量在谷物中位居前列，其所含的抗血栓成分、高水溶性胶体有益身体健康。

提示 烟酸促进新陈代谢，强化解毒能力

荞麦

健肠有效成分
烟酸
膳食纤维

食疗功效
消炎抗菌
止咳祛痰

- 别名：乌麦、花麦、花荞
- 性味：性寒，味甘
- 营养成分：
  膳食纤维、蛋白质、碳水化合物、
  维生素B_1、维生素B_2、维生素B_6、维生素B_{12}、维生素C、
  维生素E、烟酸、钠、钙、钾、磷、锌、镁、铁等

⭕ 适用者：食欲不振者、糖尿病患者　　**✗ 不适用者**：过敏体质者、腹泻者、脾胃虚寒者、消化功能不佳者等

荞麦为什么能健肠排毒？

1 荞麦所含的烟酸能促进人体新陈代谢，强化解毒能力，还可扩张血管、降低胆固醇。

2 荞麦含丰富的膳食纤维，对肠道有良好的保健作用，可帮助排便。

3 荞麦可清理肠道内堆积的多余物质，又被称为"净肠草"。

荞麦主要营养成分

1 荞麦含丰富的可溶性膳食纤维、维生素E、烟酸和芦丁。芦丁具有软化血管、降低血脂和胆固醇、保健视力、预防脑出血等作用。

2 荞麦中丰富的镁能促进人体纤维蛋白的溶解，抑制血小板凝集，促进血管扩张，达到抗血栓、降低血清总胆固醇的效果。

3 荞麦的蛋白质中含丰富的赖氨酸，相较于一般谷物，其铁、锰、锌等微量元素含量也十分丰富。

荞麦食疗效果

1 荞麦入胃、大肠经，可开胃宽肠、消食化滞、健脾益气、除湿下气。

2 荞麦含类黄酮物质，具有消炎抗菌、止咳祛痰、平喘等功效，被誉为"消炎粮食"，同时具有降低血糖的作用。

荞麦食用方法

1 将荞麦去壳后，可直接煮成荞麦饭，也可将荞麦磨成粉，制成面条、糕饼、凉粉、水饺皮等。荞麦面除了可热食，也可在煮熟后以冷开水冲凉，蘸佐酱，当凉面食用。

2 荞麦还可作为麦片和糖果的原料，其嫩叶可作蔬菜食用。

荞麦饮食宜忌

1 荞麦中大量蛋白质及容易引起过敏的物质，可能会加重过敏者的过敏反应。体质敏感者食用荞麦应特别小心。

2 消化功能不佳、经常腹泻、脾胃虚寒者不宜食用荞麦。

花生荞麦粥

健补肠胃 + 润滑肠道

■ 材料：
荞麦90克，花生仁50克，糯米100克

■ 做法：
1 将荞麦、花生仁和糯米清洗干净。
2 将所有材料入锅，加清水一起煮成粥即可。

整 肠 排 毒 功 效
　　荞麦具有良好的润肠效果，能促进胃肠蠕动，还能改善因饮食习惯不良引发的肠胃虚弱症状。

荞麦元气茶

健胃整肠 + 保护健康细胞

■ 材料：
荞麦20克，煎茶12克

■ 做法：
1 将洗净的荞麦用小火干炒拌熟，待凉备用。
2 将步骤1的荞麦与煎茶混匀，盛入茶壶备用。
3 汤锅中加入适量水煮沸，取部分热水冲入步骤2的茶壶后，立即倒掉。
4 再冲入适量热水，浸泡40分钟，滤出茶汤饮用即可。

整 肠 排 毒 功 效
　　荞麦中含有丰富的类黄酮、膳食纤维和矿物质，可保护健康细胞，亦有利于增强肠胃功能。

薏苡仁

健肠有效成分
水溶性膳食纤维

食疗功效
降低胆固醇
美容养颜

- 别名：薏米、薏仁
- 性味：性凉，味甘
- 营养成分：
  薏苡仁素、薏苡仁酯、碳水化合物、蛋白质、膳食纤维、维生素B$_1$、氨基酸等

○ **适用者：**一般人群、"三高"患者、水肿者　✕ **不适用者：**孕妇、经期女性

🍎 薏苡仁为什么能健肠排毒？

1 薏苡仁对血液循环和水分的新陈代谢均有帮助，具有利尿、消肿的作用，因此受到减肥者的喜爱。

2 薏苡仁含有丰富的水溶性膳食纤维，能有效刺激肠道蠕动，加速体内毒素和废物的排出。长期便秘者食用薏苡仁，可帮助排便。

😊 薏苡仁主要营养成分

1 薏苡仁富含油脂、维生素及膳食纤维，现代医药研究已证实，适量摄入不饱和脂肪酸及膳食纤维可降低血脂。

2 食用薏苡仁，可使餐后的血清总脂质、甘油三酯及血糖上升速度减缓，降低高

脂血症患者的血浆总脂质、甘油三酯、血糖及低密度胆固醇浓度，增加血浆高密度胆固醇浓度。

3 胆盐在肝脏内负责吸收胆固醇，到小肠时会再被回收、利用。薏苡仁含丰富的水溶性膳食纤维，可吸附胆汁中的胆盐，使人体对食物中油脂的消化、吸收率下降；并且在小肠末端被肝脏回收、再利用，因此能促进肝脏使用原有的胆固醇代谢成胆盐，进而使胆固醇从肝脏排出，降低血液中的胆固醇含量。

🐻 薏苡仁食疗效果

1 《本草纲目》记载，薏苡仁粥主治风湿热痹，可消水肿、补正气、利肠胃。以薏苡仁粉与曲米酿酒，可强筋骨、健脾胃，治疗风湿性疾病。

2 薏苡仁经加工萃取后的黏稠液体，经实验可消除脸部的粉刺及面疱，对改善皮肤粗糙有明显功效，也可改善发质。

3 薏苡仁的蛋白质能分解酶，软化角质层，使皮肤光滑润泽，淡化色素及斑点。长期食用，能消除青春痘、黄褐

斑、雀斑，还可滋润肌肤，起到保湿作用。

4 研究指出，每天食用50～100克薏苡仁，能降低血液中甘油三酯和胆固醇的浓度，预防高脂血症、中风及心血管疾病，降低心脏病的发生率。

5 薏苡仁能降血脂、降血糖、增强人体免疫力，还能解热、抗炎、镇痛、抗肿瘤。

6 中医认为，薏苡仁有补肺、健脾、利湿、清热等功效。

☀ 薏苡仁食用方法

薏苡仁可与其他谷物一起煮食，如和白米煮成薏苡仁饭，或与绿豆、红豆煮成薏苡仁汤或薏苡仁粥等。

⚕ 薏苡仁饮食宜忌

1 怀孕及经期女性应避免吃薏苡仁。

2 薏苡仁所含的碳水化合物黏性高，吃太多会影响消化。

薏苡仁山药糕

健脾祛湿 + 保护肠胃

■ 材料：
薏苡仁、蓬莱米各50克，山药100克，粘米250克，香菜叶3克

■ 调味料：
盐1/2小匙，白糖、酱油各1小匙，胡椒粉1/6小匙

■ 做法：

1 薏苡仁洗净，泡水4小时；山药洗净切小丁，备用。

2 将两种米洗净，泡水2小时，沥干放入果汁机中，400毫升水分次加入搅匀，再加调味料拌匀。

3 将步骤1的材料放入锅中，加500毫升的水煮沸，倒入步骤2的材料，拌匀。

4 将步骤3的材料倒入模具以大火蒸40分钟，冷却后倒出，切片煎熟，最后撒上香菜叶即可。

整 肠 排 毒 功 效

薏苡仁的脂肪主要为亚麻油酸，具有容易被消化吸收的特点，对减轻肠胃负担、增强体质、排出体内废物有良好功效。

海带薏苡仁粥

和胃祛湿 + 排毒降火

■ 材料：

海带结20克，薏苡仁25克

■ 做法：

1 将海带结、薏苡仁分别清洗干净；将海带结放入锅中，加入清水煮。

2 煮沸后，加入薏苡仁一起熬煮成粥即可。

整 肠 排 毒 功 效

　　海带薏苡仁粥能有效清除肠道内的毒素，还可消除上火症状，有助于强健脾胃、祛湿利水、消除水肿。

整 肠 排 毒 功 效

　　薏苡仁富含钾，具有祛湿利水之效，能清除肠道毒素与废物，有利于肠道微生态环境的平衡；其大量膳食纤维能清洁肠道。

薏苡仁瘦肉汤

祛湿利水 + 清洁肠道

■ 材料：

猪瘦肉200克，薏苡仁50克

■ 调味料：

盐适量

■ 做法：

1 将猪瘦肉洗净，切成小块；薏苡仁洗净。

2 锅中放入清水，放入猪瘦肉块与薏苡仁，以大火煮沸，再转小火煮约1.5小时。

3 煮沸后，加盐调味即可。

提示 不含麸质，不刺激肠壁

小米

健肠有效成分
膳食纤维

食疗功效
健脾和胃
补益虚损

● 别名：粟米、黍米

● 性味：性凉，味甘、咸

● 营养成分：
蛋白质、膳食纤维、钾、钙、
镁、铁、B族维生素、维生素E、谷氨酸等

○ **适用者：** 老人、病人、产妇   ✗ **不适用者：** 气滞者、身体虚寒者、小便清长者

🍎 小米为什么能健肠排毒？

1 小米是五谷中唯一不含麸质的食物，因此不会刺激肠壁，且所含膳食纤维较温和，易被消化吸收。

2 小米可缓解消化不良、反胃、呕吐等不适症状。

3 小米味甘、咸，可健胃除湿、清热解渴、和胃安眠。《本草纲目》云："（小米）治反胃热痢，煮粥食，益丹田，补虚损，开肠胃。"

😊 小米主要营养成分

1 中医认为，小米粥表面有一层"米油"，营养极为丰富，可代替人参汤。

2 小米中的B族维生素，可稳定情绪、强化神经系统功能，并保持心脏正常活动；B族维生素可保护口腔、消化道黏膜健康，还可代谢脂肪。

3 小米的淀粉含量约为70%，可作为能量食物。

4 小米中富含膳食纤维，能减缓血糖上升的速度，有效控制血糖。

🦷 小米食疗效果

1 小米可滋阴养血，适合产妇调养身体、恢复体力。

2 小米可舒缓反胃、恶心、呕吐的症状；并具有减轻黑色素沉着、清除色斑的作用。

3 吃小米可补益虚损、清热解毒、健脾和胃、和中益肾。

☀ 小米食用方法

1 煮小米粥时，不宜太稀薄；淘米时避免用手揉搓，不可长时间浸泡或用热水淘洗。睡前吃小米粥，可改善睡眠质量。

2 小米粥除了营养丰富，还有助于美白，适合作为排毒餐。

3 黄豆的氨基酸中富含赖氨酸，可以补充小米氨基酸中缺乏的赖氨酸，故小米可与黄豆或肉类混合烹煮。

🎩 小米饮食宜忌

气滞者禁食小米，身体虚寒及小便清长者应少食。

提示 碱性的芝麻，能预防消化性溃疡

芝麻

健肠有效成分
烟酸

食疗功效
防治血管硬化
安神润肠

● 别名：胡麻、油麻

● 性味：性平，味甘

● 营养成分：
脂肪、蛋白质、维生素B_1、维生素E、卵磷脂、
胆碱、烟酸、钙、磷、铁、肌醇等

○ **适用者：** 高血压患者、血管硬化者　✗ **不适用者：** 腹泻者

芝麻为什么能健肠排毒？

1 烟酸是芝麻中能帮助肠胃消化的主要成分。

2 芝麻是一种碱性食品，其钙含量超过磷。我们每天所吃的食物如米饭、肉、酒皆为酸性食物。在以米为主食的国家，人体内多半为酸性成分过高，容易引起胃溃疡、胃酸过多、十二指肠溃疡、胃下垂等疾病。芝麻里的钙质可帮助改善这一状况。

芝麻主要营养成分

1 芝麻所含的卵磷脂，是补益大脑的主要营养成分之一。

2 脂肪若沉积在血管中，便形成胆固醇，易使血管内径变细；若沉积在人体内其他部位，便会导致肥胖。芝麻里含有胆碱，能结合人体内的脂肪酸，转变成卵磷脂，抑制脂肪在人体内沉积。

3 芝麻富含蛋白质，具有抗溃疡性疾病的效用。

芝麻食疗效果

1 芝麻中所含的烟酸，能扩张血管、防治血管硬化。

2 烟酸还可镇定神经。人体内若缺乏烟酸，神经功能容易出现异常。常吃芝麻可滋补神经，缓解慢性神经炎及末梢神经麻痹，对过敏性神经疾病患者及视觉神经疾病患者均有益。

芝麻食用方法

1 芝麻芬芳不油腻，多用于面包、糕点、糖果及一些精美食品上，作为装饰和调味香料。

2 芝麻可制成芝麻酱和香油，是凉拌菜、油卷、凉面、水饺等食物的调味佳品。

3 芝麻外围有一层膳食纤维，食用前最好先磨碎，这样较易被人体吸收。

芝麻饮食宜忌

芝麻有润燥滑肠的作用，经常腹泻者不宜食用。

玉米芝麻糊

润肠通便＋高纤排毒

■ 材料：

黑芝麻90克，玉米粉40克

■ 调味料：

白糖3克

■ 做法：

1 将黑芝麻洗净倒入锅中，加适量清水搅拌后，以小火煮沸。

2 将玉米粉与水搅匀，倒入步骤1中，并加入白糖拌匀，再煮5分钟即可。

整肠排毒功效

　　黑芝麻含丰富的膳食纤维，能清除肠道中的毒素、废物；玉米中的不饱和脂肪酸有助于滋润肠道，缓解便秘症状。

黑芝麻绿豆饭

养发滋阴＋润肠通便

■ 材料：

绿豆30克，白米40克，西芹50克，黑芝麻2大匙

■ 做法：

1 将绿豆洗净，泡水1小时，沥干备用；西芹洗净，撕除老筋后切丁。

2 将白米和黑芝麻洗净，备用。

3 把泡好的绿豆、西芹丁、白米和黑芝麻放入电饭锅中，加入适量水，煮熟即可。

整肠排毒功效

　　黑芝麻适用于身体虚弱、肠道津液不足、大便燥结等症状。黑芝麻中的脂肪含量较高，能润肠通便，改善因肠液减少引起的便秘。

花生

健肠有效成分
膳食纤维
多糖体

食疗功效
抗癌
预防高血压

- 别名：落花生、地豆
- 性味：性平，味甘
- 营养成分：
蛋白质、碳水化合物、钙、铁、磷、硒、维生素A、维生素C、维生素E、维生素K、烟酸、叶酸、泛酸、胡萝卜素、镁、锌、钠、钾、铜等

○ **适用者：** 产妇、动脉硬化者　✗ **不适用者：** 胆道疾病患者

花生为什么能健肠排毒？

1 花生含丰富的膳食纤维，可帮助排便，预防肠癌。

2 多糖体成分可增加肠道有益菌数量。

3 专家指出，肠道疾病大多为脾胃失和、湿热下注侵犯肠道所致。花生入脾经和肺经，可润燥滑肠、润肺化痰、养胃醒脾、利水消肿。每天食用5颗花生，能强健肠道。

4 花生中含有植酸、白藜芦醇、植物固醇等，这些其他蔬果中少有的物质，能保健肠道，降低大肠癌发生率。

花生主要营养成分

1 花生的种子含有约50％的脂肪和24％～36％的蛋白质，蛋白质中含有多种人体必需氨基酸，营养价值甚高。

2 花生的营养价值与牛奶、肉类及鸡蛋相当，并且能滋养身体、延年益寿，民间俗称其为"长生果"。

3 花生中丰富的维生素C能降低胆固醇，预防高血压及动脉硬化；维生素E和锌则可抗衰老，增强记忆力。

花生食疗效果

1 花生能补充人体所需的维生素C，预防高血压等多种疾病。

2 花生可滋阴补虚，补元气，润肺，是孕妇产后的炖补食品，不仅能止血，还可促进乳汁分泌。

3 花生中的硒及白藜芦醇可抗癌，辅助治疗多种肿瘤性疾病。

花生食用方法

1 花生油色泽淡黄，清香可口，是主要的食用油之一。

2 炖煮的花生其营养成分不会在烹调过程中流失，且味道鲜美，对身体产生的负荷也比油炸或热炒方式产生的低。

花生饮食宜忌

1 热炒或油炸花生容易使人上火，应控制食用量。

2 花生富含油脂，需要较多胆汁才能消化，胆道疾病患者应忌食。

桂圆花生汤

润肠通便 + 补心安神

■ **材料：**

桂圆肉15颗，花生仁40克

■ **调味料：**

冰糖2小匙

■ **做法：**

1 将桂圆肉与花生仁清洗干净。

2 将桂圆肉与花生仁放入锅中，加清水以大火
煮沸。

3 以小火将花生仁煮软，煮约半小时后，加冰
糖调味，再煮2分钟即可。

整 肠 排 毒 功 效

花生含丰富脂肪，能滋润肠
道；其中丰富的膳食纤维，有利于
排便。花生与桂圆一起煮汤，能维
护肠道健康，有助于舒缓便秘。

整 肠 排 毒 功 效

花生含有丰富的不饱和脂
肪酸，有降压、降低胆固醇的作
用；所含的卵磷脂和酯酶，能降
低胆固醇，预防动脉硬化。

红白萝卜卤花生

增加抵抗力 + 降低胆固醇

■ **材料：**

胡萝卜丁、白萝卜丁各100克，姜片20克，八
角1粒，花生仁200克，香菇丁50克，香菜叶
2克

■ **调味料：**

蚝油2大匙，高汤600毫升，盐1/2小匙

■ **做法：**

1 将所有材料洗净。将花生仁放入盐与适量清
水中浸泡30分钟，备用。

2 将步骤1中的材料、其余调味料放入锅中煮
沸，转小火炖煮至花生仁熟软，最后放上香
菜叶即可。

核桃

健肠有效成分
脂类

食疗功效
温肺补肾
润肠通便

- 别名：胡桃、羌桃

- 性味：性温，味甘

- 营养成分：
脂肪、蛋白质、钙、镁、磷、铁、B族维生素、维生素E、碳水化合物等

○ **适用者：** 虚寒喘嗽者、疲劳过度者　　✗ **不适用者：** 腹泻者、痰热喘咳者、阴虚火旺者等

核桃为什么能健肠排毒？

1 中医认为，核桃性温，味甘，可补肾助阳、补肺敛肺、润肠通便。

2 核桃的不饱和脂肪酸含量高，能通润肠道，缓解便秘。

核桃主要营养成分

1 核桃含丰富的蛋白质、膳食纤维、维生素、脂类、碳水化合物及矿物质等六大营养要素，营养价值极高。

2 核桃含有丰富的不饱和脂肪酸，为参与大脑组织细胞代谢的重要物质，能增强大脑功能、滋养脑细胞。

3 核桃中大量的维生素E有滋润肌肤、乌发等作用。

核桃食疗效果

1 核桃可补肾、温肺、润肠，缓解腰膝酸软、虚寒喘嗽、阳痿遗精等不适。

2 核桃含亚麻酸和次亚麻酸，可预防动脉硬化、降低胆固醇。

3 核桃可辅助治疗非胰岛素依赖性糖尿病；对癌症患者，有增加白细胞数量、镇痛及保护肝脏等功效。

4 多吃核桃，可缓解疲劳及舒缓压力。

核桃食用方法

1 核桃被誉为"万岁子""长寿果"，以核桃制作的糕点、糖果等，营养美味。

2 核桃放入蒸笼以大火蒸约8分钟后取出，并放入冷水浸泡3分钟，捞出后破壳，即可取出完整的核桃仁。

核桃饮食宜忌

1 过量食用核桃，易引起腹泻；阴虚火旺、痰热喘咳、便溏腹泻者应忌食。

2 核桃性温，多油脂，多食易生热聚痰。

3 凡痰热内盛引起的发热、气喘、痰黄、烦躁，阴虚火旺引起的吐血、鼻出血等患者均忌用。

核桃炒饭

益气养血 + 润肠通便

■ **材料：**

核桃仁40克，洋葱10克，四季豆、胡萝卜各30克，圆白菜100克，白饭1碗半，鸡蛋清80克

■ **调味料：**

胡椒粉、盐各1/4小匙，低钠酱油、白糖各1/2小匙，色拉油1小匙

■ **做法：**

1 将核桃仁以烤箱烤至微金黄色，取出；四季豆、胡萝卜和洋葱洗净，切小丁；圆白菜洗净，切丝。

2 热锅加油，倒入鸡蛋清炒散，加洋葱丁快速炒香。

3 倒入白饭、其余调味料及其他材料炒熟。

整 肠 排 毒 功 效

核桃仁的亚麻酸，是人体理想的"肌肤美容剂"，人体缺乏时，皮肤会干燥，肠黏膜易肥厚。便秘的人食用，能达到润肠通便的效果。

整 肠 排 毒 功 效

核桃富含多种营养成分，其中的脂肪酸能润肠；膳食纤维可促进肠道消化；维生素E能舒缓肠道紧张的状态，有助于缓解压力、防止便秘。

冰糖核桃糊

安神润肠 + 缓解便秘

■ **材料：**

核桃仁20克，糯米90克

■ **调味料：**

冰糖2小匙

■ **做法：**

1 将核桃仁洗净，捣碎；将糯米清洗干净。

2 将核桃仁碎粒与糯米一起入锅，加清水煮成粥，煮好后加入冰糖调味即可。

营养豆类

　　豆类大多性平，味甘，具有相当高的营养价值，不仅味道鲜美、容易入口，对维护身体健康亦有助益。如黄豆被称为"豆中之王"，是目前研究证实为营养较完善的食品之一；而被李时珍称为"济世良谷"的绿豆，是清凉的消暑圣品。

　　豆类食品含有丰富的膳食纤维，促进肠道蠕动的效果相当好。豆类不仅可单食，也可作为配菜，还有许多豆类加工食品及饮品可供选择，变化相当灵活且营养健康，平时不妨多食。

提示 营养成分全面的"豆中之王"

黄豆

健肠有效成分
磷脂质
膳食纤维、低聚糖

食疗功效
降低胆固醇
改善代谢功能

- **别名：**大豆
- **性味：**性平，味甘
- **营养成分：**
  蛋白质、维生素E、烟酸、
  植物性脂肪、钙、铁、磷、大豆异黄酮、碳水化合物等

○ **适用者：**妇女、高胆固醇血症者　✕ **不适用者：**肾功能受损者

🍎 黄豆为什么能健肠排毒？

1 低聚糖及膳食纤维在黄豆中占有一定的比例，有助维护肠道健康，并刺激肠道蠕动，也可预防大肠癌。

2 黄豆中所含的磷脂质，不仅能改善体内脂质代谢，还可降低胆固醇。

3 黄豆富含一种油酸，属于不饱和脂肪酸，能润肠通便，改善肠道干燥所引发的便秘。

😊 黄豆主要营养成分

1 黄豆被誉为"豆中之王"，主要是因为其营养价值高。据研究，黄豆是目前已知营养成分最多、最全面的食物之一。

2 黄豆中的磷，有助于改善体质虚弱及神经衰弱；而所含的铁，则对贫血患者有补益作用。

3 黄豆中的皂苷具有延缓人体衰老的功能；胰蛋白酶抑制物有助于改善糖尿病；而卵磷脂能消除血管壁上的胆固醇，预防血管硬化。

🦷 黄豆食疗效果

1 黄豆营养价值高，其中高蛋白质成分能有效改善骨质疏松、预防癌症，更是"激素补充疗法"的替代食品。

2 根据研究，食用黄豆制品如豆浆、纳豆、豆花、豆腐、豆干等，可降低乳腺癌的发生率。

☀ 黄豆食用方法

1 平常煮饭时，在白米、糙米或胚芽米中加入适量黄豆一起烹煮，营养又健康。

2 煮熟的黄豆加水，放入果汁机，再加入红糖、小麦胚芽、少量去皮花生打匀，可制成美味的饮品。

🩺 黄豆饮食宜忌

黄豆中的营养成分大多为人体非必需氨基酸，若食用过量，会加重肾脏负担，使血液中尿素氮浓度升高，加重尿毒症病情。黄豆虽然不含毒素，但肾功能受损者不应吃太多。

水煮海带黄豆

排毒降压 + 润肠通便

■ **材料：**
海带80克，黄豆250克

■ **调味料：**
盐2小匙

■ **做法：**

1　将海带与黄豆清洗干净，放入锅中加入清水煮熟。

2　将海带与黄豆沥干，加盐调味，放凉后即可作开胃菜食用。

整肠排毒功效

　　黄豆与海带都含有丰富的膳食纤维，能润肠通便，并改善消化不良的症状，对于便秘也有缓解之效。

整肠排毒功效

　　白萝卜中的芥子油能促进胃肠蠕动，增进食欲，帮助消化，协助排出有害物质；木质素能提高巨噬细胞的活性，吞噬癌细胞。

黄豆拌白萝卜

增进食欲 + 帮助消化

■ **材料：**
黄豆130克，白萝卜200克，海带芽50克

■ **调味料：**
酱油2小匙

■ **做法：**

1　将所有材料洗净。黄豆提前浸泡1晚，捞出，倒入锅中，加水以小火煮2.5小时。

2　将白萝卜切成细丝，去除多余水分；海带芽浸泡热水，捞起沥干。

3　将黄豆、白萝卜丝和海带芽放入盘中拌匀，淋上酱油即可。

双豆胚芽饭

高纤排毒 + 整肠通便

■ **材料：**
黑豆60克，胚芽米300克，黄豆50克

■ **调味料：**
盐2克

■ **做法：**

1 将黑豆与黄豆清洗干净，沥干水分。

2 将锅烧热，放入黑豆与黄豆，小火干煎约15分钟后熄火，放凉备用。

3 将胚芽米清洗干净，放入电饭锅中加入温开水放置2小时。

4 将步骤2的材料放入步骤3的电饭锅中，加盐混合均匀，开始烹煮。

5 等到开关跳起时，充分搅拌，最后盖上锅盖闷10分钟左右即可。

整 肠 排 毒 功 效

此料理富含膳食纤维，能帮助整肠，改善肠道的代谢功能；其丰富的B族维生素，能促进肠道蠕动，对于排毒很有帮助。

咖喱黄豆

抗氧化 + 保健肠胃

■ **材料：**
黄豆50克，洋葱20克，大红豆、毛豆、玉米粒各30克

■ **调味料：**
咖喱砖1/4小块，橄榄油1小匙

■ **做法：**

1 将所有材料洗净。将黄豆和大红豆泡水3小时后，蒸熟沥干；洋葱去皮，切小丁。

2 橄榄油入锅，加入洋葱丁爆香。

3 加3杯水煮沸，放入咖喱砖煮匀，最后加黄豆、大红豆、玉米粒及毛豆煮熟即可。

整 肠 排 毒 功 效

咖喱的姜黄素有抗氧化、抗炎、抗凝血、降脂、预防动脉硬化及抑制肿瘤生长的作用；豆类含有丰富的膳食纤维，能促进肠道排毒。

黑豆

健肠有效成分
膳食纤维

食疗功效
明目养颜
降低胆固醇

● 别名：乌豆、枝仔豆、黑大豆

● 性味：性平，味甘

● 营养成分：
蛋白质、维生素B_1、维生素B_2、
胡萝卜素、碳水化合物、脂肪、烟酸等

○ **适用者：** 用眼过度者及便秘者 ✕ **不适用者：** 过敏性哮喘患者、孕妇

🍎 黑豆为什么能健肠排毒？

1 黑豆中的膳食纤维能有效促进胃肠蠕动，达到通便净肠的效果。

2 黑豆中含有丰富的B族维生素，能促进肠道代谢，维持肠道健康。

⚙ 黑豆主要营养成分

1 黑豆的蛋白质含量丰富，能提高身体免疫力。

2 黑豆所含的卵磷脂能益智健脑，预防阿尔茨海默病。

3 黑豆丰富的维生素E可以抗衰老，美容养颜，增强活力。

4 黑豆不含胆固醇，约20%是油脂，其中主要是不饱和脂肪酸，能有效降低血液中的胆固醇。

🐨 黑豆食疗效果

1 《本草纲目》记载："黑豆入肾功多，故能治水、消肿下气，治风热而活血解毒。"黑豆可消除火热、解百毒，尤其可解虫毒及八石、五金、百草诸毒，且具有活血、祛风、利水的功效。

2 许多古代医药典籍中，都详述了黑豆具有"明目、乌发、驻颜、嫩白肌肤"之效。北宋苏轼亦曾记述，当时京城之中，许多男女为了美容养颜，经常服食黑豆。

☀ 黑豆食用方法

1 黑豆以水浸泡后，捣成糊状，冲泡于汤中可解毒，也可外敷散痈肿。

2 准备黑豆、芝麻、枸杞子、糯米及去核黑枣；将全部材料洗净后浸泡于温开水中约半小时，放入果汁机中打匀，倒出并将其煮熟，便是一道富含营养的粥品。

🍽 黑豆饮食宜忌

黑豆中的胰蛋白酶抑制剂会影响人体对蛋白质的吸收及利用，抑制红细胞凝集素的生成。黑豆中这一有害人体的成分可以通过高温烹煮来消除，因此建议食用黑豆前先煮熟，或食用其加工产品。

黑豆豆皮汤

高纤整肠 + 促进新陈代谢

■ **材料：**
黑豆30克，豆皮50克

■ **调味料：**
盐适量

■ **做法：**

1 将黑豆与豆皮洗净。黑豆泡冷水约1小时；豆皮切长条。

2 将黑豆与豆皮条入锅，加清水煮成汤，煮沸时加盐调味即可。

整肠排毒功效

　　豆皮富含钙质，可帮助维持肠道酸碱平衡；黑豆富含膳食纤维，能促进肠道消化，亦含B族维生素，能促进代谢，加强肠道蠕动。

整肠排毒功效

　　黑豆富含膳食纤维，可促进胃肠蠕动和防止便秘，能缓解痔疮和肛裂等不适，对预防直肠癌和结肠癌也有一定作用。

双豆炖红薯

防止便秘 + 预防癌症

■ **材料：**
红薯200克，红豆20克，黑豆10克

■ **调味料：**
盐1/4小匙，黑胡椒粗粒1/6小匙

■ **做法：**

1 将红豆和黑豆洗净，泡水3小时；红薯洗净去皮，切块。

2 取锅，加入红豆、黑豆和适量水煮熟。

3 放入红薯块以小火炖煮至熟，加调味料搅匀即可。

131

毛豆

健肠有效成分	● 别名：枝豆、菜用大豆
膳食纤维 不饱和脂肪酸	● 性味：性平，味甘
食疗功效	● 营养成分：
健脑益智 预防多种疾病	膳食纤维、钙、钾、磷、铁、维生素B$_1$、维生素B$_2$、 烟酸、不饱和脂肪酸、蛋白质、卵磷脂等

○ **适用者：**泻痢及腹胀者、妊娠中毒妇女　✕ **不适用者：**幼儿、尿毒症患者、肾病患者

毛豆为什么能健肠排毒？

1 膳食纤维含量丰富的毛豆，不仅能改善长期便秘等问题，还具有降低血压和胆固醇的功效。

2 相较于其他种类的蔬菜，毛豆中的脂肪含量相对较高，且大多为不饱和脂肪酸，如人体所需的亚麻酸和亚油酸。这些养分可促进脂肪代谢，有效帮助降低体内胆固醇和甘油三酯。

毛豆主要营养成分

1 毛豆中的卵磷脂是大脑发育不可或缺的营养成分之一，可帮助改善大脑记忆力、提升智力。

2 毛豆中所含的养分，能帮助清除与净化血管壁上的脂肪，进而达到降血脂、降低血液中胆固醇的效果。

毛豆食疗效果

1 毛豆营养成分均衡且丰富，并具有良好的活性，对于女性维持窈窕身材相当有帮助；也可改善身体肥胖，并能预防及缓解冠心病、高脂血症等疾病。

2 夏天，人们常因出汗过多，导致体内钾流失。毛豆含大量的钾，能改善因为钾流失导致的身体无力、疲乏等不适，并能增进食欲。

毛豆食用方法

1 毛豆洗净后，放入水中，加姜、葱及少量盐，煮熟后即可食用。

2 新鲜的毛豆粒、豆腐煮熟，并加入少许西红柿，以白色瓷盘盛起，可作为一道色泽美观、营养丰富的菜肴。

3 将新鲜毛豆剥去外皮，再和咸菜一起炒熟，口感极为鲜美。

毛豆饮食宜忌

1 毛豆中的含钾量稍高、蛋白质含量丰富，肾功能受损者或严重的肾病患者不宜过量食用，以免加重病情。

2 幼儿、尿毒症患者不宜吃毛豆。

提示 消暑排毒，维持肠道健康

绿豆

健肠有效成分
膳食纤维

食疗功效
利尿止渴
益气消暑

● 别名：青小豆

● 性味：性寒，味甘

● 营养成分：
蛋白质、碳水化合物、类胡萝卜素、锌、铁、钙、维生素B$_1$、维生素B$_2$、维生素E、膳食纤维等

○ **适用者：** 一般人群、水肿者　　**不适用者：** 脾胃虚寒者

🍎 绿豆为什么能健肠排毒？

1 绿豆中所含的膳食纤维较松软，容易被人体消化，进而可以促进胃肠蠕动，帮助排便。

2 膳食纤维是维持肠道功能正常的关键，能吸收肠道水分，增加粪便体积及重量，常吃绿豆有助于体内排毒。

😊 绿豆主要营养成分

1 绿豆所含的矿物质，能补充人体在大量出汗后流失的矿物质。

2 植物固醇可以替代胆固醇被人体吸收，起到降低胆固醇的作用。

🦷 绿豆食疗效果

1 绿豆具有解毒作用，工作环境中常接触有毒物质者，可定期食用绿豆来保健身体。

2 李时珍曾称绿豆为"济世良谷"，说绿豆可入心、胃两经，并具有消肿降压、润喉解渴、消暑解热、利尿等功效。

3 绿豆对于咽喉炎、中暑、疮疖患者是一帖良方，它的消暑功能广为人知，且早已被医学界用来预防、治疗多种疾病。

4 绿豆富含膳食纤维，能降低胆固醇和血脂，并有助于胃肠蠕动、促进排便，且对糖尿病、高血压、胃肠炎和视力减退等病症有一定疗效。

☀ 绿豆食用方法

1 绿豆磨成粉后，可制成甜食，如绿豆糕等，或提炼淀粉做成绿豆粉丝、凉皮等，也可和水制成面膜。

2 带皮绿豆煮汤或和大米一同煮成的绿豆粥，口感美味、营养丰富。

✚ 绿豆饮食宜忌

1 正在服药者，尤其服用温补药者不宜食用绿豆，以免降低药效。

2 绿豆若煮得过烂，会破坏其中的有机酸和维生素，影响其清热解毒的功效。

海带绿豆汤

高纤清肠 + 高钾解毒

■ 材料：
海带结、绿豆各15克，杏仁6克

■ 调味料：
盐少许

■ 做法：

1 将海带结、杏仁与绿豆洗净，绿豆与海带分别泡水约10分钟。

2 将所有材料放入锅中，加水煮沸，熬成汤后加少许盐即可。

整 肠 排 毒 功 效
绿豆富含钾，可利水解毒，所含的膳食纤维能清洁肠道；海带结的膳食纤维能增强肠道蠕动，促进排便。

整 肠 排 毒 功 效
绿豆所含的球蛋白和多糖类，能促进胆固醇在肝脏中被分解成胆酸，加速胆汁中胆盐的分泌，减少小肠对胆固醇的吸收。

清香绿豆饭

帮助排便 + 促进胆固醇分解

■ 材料：
绿豆20克，白米140克，白萝卜20克

■ 调味料：
盐1/4小匙

■ 做法：

1 将绿豆洗净，泡水约5小时，沥干水分；白萝卜洗净，切丝；白米洗净沥干，备用。

2 将步骤1的材料和180毫升水放入电饭锅内，稍加搅拌后，按下开关蒸煮。

3 待开关跳起后，再加盐拌匀即可。

绿豆杏仁甜粥

促进代谢 + 排泄毒素

■ **材料：**

绿豆60克，薏苡仁120克，杏仁片20克

■ **调味料：**

白糖40克

■ **做法：**

1. 将绿豆、薏苡仁分别洗净后，泡水4小时，备用。

2. 将步骤1的材料及800毫升水放入锅中，用大火煮沸后，转小火炖煮。

3. 将洗净的杏仁放入烤箱烘烤，待表面呈金黄色后取出。

4. 待绿豆及薏苡仁熟软后，加白糖调味拌匀，食用前撒上杏仁即可。

整 肠 排 毒 功 效

绿豆富含B族维生素、葡萄糖、蛋白质、淀粉酶等。绿豆中的钙、磷等矿物质，有助于体内毒素的排出，维持身体正常新陈代谢。

绿豆花生粥

清热解毒 + 消暑益气

■ **材料：**

花生仁、绿豆各30克，白米20克

■ **调味料：**

盐1/2小匙

■ **做法：**

1. 将所有材料洗净，白米、绿豆泡水3小时；花生仁泡水一夜，备用。

2. 汤锅加入适量水煮沸，把白米、绿豆和花生仁放入，一边搅拌，一边以小火熬煮至熟。

3. 最后加盐调味即可。

整 肠 排 毒 功 效

绿豆有清热解毒、清暑益气、止渴、利尿之效，能补充水分，对维持水液与电解质的平衡有重要意义。

四季豆

健肠有效成分
膳食纤维
蛋白质

食疗功效
健脾益胃
促进胃肠蠕动

- 别名：敏豆、云豆、菜豆

- 性味：性平，味甘

- 营养成分：
蛋白质、碳水化合物、膳食纤维、钙、钠、铁、维生素B₁、维生素C等

○ **适用者：** 高血压及心脏病患者、贫血患者、便秘者　✗ **不适用者：** 容易腹胀者

四季豆为什么能健肠排毒？

1 四季豆富含蛋白质和多种氨基酸，具有健脾益胃、增进食欲的功效。

2 四季豆所含的膳食纤维多为非水溶性，有助于刺激胃肠蠕动，改善便秘。

四季豆主要营养成分

1 相较于其他蔬菜，四季豆的蛋白质含量较高。

2 四季豆的膳食纤维含量，与叶菜类蔬菜相当，甚至比圆白菜、空心菜及芦笋更高，被称为蔬菜中的"高纤一族"。

3 四季豆中所含的铁，可以增强人体造血功能，改善贫血症状。

四季豆食疗效果

1 四季豆种子可促进肿瘤患者淋巴细胞的产生，增加免疫抗体，抑制癌细胞，并可预防肿瘤的产生。

2 四季豆除了营养价值高，还有药用价值，其钠含量较少，是高血压及心脏病患者理想的营养食物。

3 中医认为，四季豆有明目、补血、改善脚气病、缓解便秘等功效，皮肤容易过敏或慢性肠炎患者也适合食用。

四季豆食用方法

1 将四季豆和红枣洗净后，放入砂锅中，加入清水约煮20分钟，出锅滤去残渣后，取汤汁饮用，可缓解百日咳。

2 把四季豆煮熟后凉拌食用，或者加上些许调味料热炒，有助于改善失眠。

四季豆饮食宜忌

1 四季豆适合油炸、快炒或汆烫后再凉拌，忌生吃。因四季豆含有的蛋白质凝集素，在100℃以下不会被破坏，所以食用未经充分焖煮的四季豆易导致食物中毒。

2 生四季豆含有红细胞凝集素和皂苷，若未经烹调食用，易引起恶心、呕吐或腹痛等症状。烹调四季豆前，可先以开水汆烫，或放入热油锅中炒熟，以免造成身体不适。

四季豆小麦粥

平稳血糖＋养心安神

■ **材料：**
四季豆30克，小麦80克

■ **做法：**
1. 将四季豆洗净，去头尾及粗丝，切段备用；小麦洗净，浸泡6小时，沥干备用。
2. 取锅加350毫升水煮开，放入小麦，续煮约30分钟。
3. 放入四季豆段煮熟即可。

整肠排毒功效

小麦具有抗氧化功效，并且可维持皮肤和黏膜的完整性；四季豆可健脾胃、增进食欲。两者搭配食用，能润肠通便，排出宿便。

莲藕炒四季豆

预防便秘＋健脾益气

■ **材料：**
莲藕200克，四季豆100克

■ **调味料：**
蔬菜高汤1杯，橄榄油1小匙，代糖、酱油各1大匙

■ **做法：**
1. 将莲藕洗净后去皮，切花片；四季豆洗净，去老茎后，切段，备用。
2. 橄榄油入锅，加莲藕片、高汤及代糖略煮。
3. 最后加入四季豆段及酱油煮匀，至烧干即可。

整肠排毒功效

四季豆含膳食纤维、氨基酸，可促进胃肠蠕动、缓解便秘；莲藕富含膳食纤维及多种维生素、矿物质，对肠胃保健相当有益。

豌豆

健肠有效成分
膳食纤维

食疗功效
抗癌
抗氧化
清肠整胃

- 别名：蜜豆、蜜糖豆、青豆
- 性味：性平，味甘
- 营养成分：
  蛋白质、碳水化合物、维生素A、B族维生素、维生素C、维生素E、胡萝卜素、锌、钾、磷、镁、钙、铁等

○ **适用者：** 一般人群皆适用　✕ **不适用者：** 肾功能不全者、消化不良者、脾胃虚弱者

豌豆为什么能健肠排毒？

豌豆含有赤霉素、止权酸和植物凝集素等物质，是一般蔬菜中较少见的，故豌豆可抗菌消炎，增强人体新陈代谢功能；而丰富的膳食纤维可预防便秘，有清洁肠道的作用。

豌豆主要营养成分

1 豌豆苗中的维生素C含量丰富，所以抗氧化能力较强；而其蛋白质含量，在叶菜类蔬菜中也是数一数二的。

2 豌豆的种子含有黄色素，不含胡萝卜素；但是豌豆苗中的胡萝卜素含量较丰富。胡萝卜素转化成维生素A后，有助于维持正常的视觉功能及维护上皮组织功能，也可维持骨骼的正常发育，并有助于皮肤细胞发挥功能，使皮肤更加柔嫩细致，预防皱纹产生，因此相当受女性欢迎。

豌豆食疗效果

1 豌豆角和豌豆苗的嫩叶中所含的维生素C和维生素E，能分解人体中的亚硝胺，达到防癌抗癌的效果。

2 豌豆苗性平，味甘，不含毒素，能和中下气，增强人体的免疫功能。

豌豆食用方法

1 豌豆苗可作为一种主食单独食用，也可加入豆腐汤、肉丸汤等汤品中搭配食用，不仅可提味，还能增添菜肴缤纷的色彩。

2 将豌豆泡水后，捣碎其种子制成豌豆泥，可用来制成豌豆糕、豌豆饼等加工食品。

豌豆饮食宜忌

许多豆类食品虽然营养价值高，但肾功能不全者或是消化不良、脾胃虚弱者应小心食用，以免加重病情。

荞麦豌豆粥

高纤清肠 + 调节血糖

■ **材料：**
荞麦150克，豌豆、白米各120克

■ **做法：**
1 将荞麦、豌豆、白米清洗干净。
2 把全部材料放入锅中，加水一起熬煮成粥即可。

整 肠 排 毒 功 效

豌豆与荞麦都富含膳食纤维，能帮助肠道蠕动。荞麦中的矿物质能促进肠道代谢；豌豆还可调节血糖，补充营养。

整 肠 排 毒 功 效

豌豆具有强健脾胃的功效，能防止肠胃虚弱引起的腹胀与腹痛。豌豆中丰富的膳食纤维，能改善便秘症状。

香蒜豌豆沙拉

整肠通便 + 补脾健胃

■ **材料：**
豌豆50克，玉米粒30克，洋葱1/4个，大蒜1瓣

■ **调味料：**
橄榄油4小匙，柠檬汁少许

■ **做法：**
1 将豌豆洗净放入锅中，加入清水煮软取出。
2 将洋葱洗净去皮，切成细碎状；大蒜去皮，磨成泥。
3 将橄榄油与柠檬汁混匀后，加入大蒜泥调成汁。
4 将豌豆与洗净的玉米粒混合，放上洋葱碎，最后淋上步骤3的酱汁即可。

鲜美菇蕈类

　　新鲜菇蕈常常是餐桌上的重要配菜之一，也是素食者不可或缺的食材。菇类含有丰富的营养价值，已是广为人知的保健食品，如黑木耳含有胶质及膳食纤维，能刺激肠道蠕动，促进排便；有"植物皇后"之称的香菇近年来被研究发现具有抗癌功效；而氨基酸种类多达16种以上的猴头菇，素来与海参、燕窝、熊掌并列为"四大养生食品"。这些富含营养的菇类烹调方式灵活，可搭配其他蔬菜热炒，或炒饭、炒面，也可煮汤、煮面，更是吃火锅时备受喜爱的食材。

提示 富含胶质和膳食纤维，清肠排毒功效佳

黑木耳、银耳

健肠有效成分
胶质、膳食纤维

食疗功效
养颜美容
补充元气

- 别名：桑耳（黑木耳）、白木耳（银耳）
- 性味：性平，味甘
- 营养成分：
  蛋白质、甘露糖、膳食纤维、钙、磷、铁、胡萝卜素、B族维生素等

○ **适用者：** 一般人群、贫血患者　✗ **不适用者：** 慢性腹泻患者

🍎 黑木耳、银耳为什么能健肠排毒？

1 黑木耳含胶质，吸附作用极强，能集中消化系统中残留的杂质，排出体外。

2 黑木耳含有丰富的膳食纤维，有助于胃肠蠕动，减少人体对食物脂肪的吸收，预防肥胖、心脑血管疾病。

3 银耳含丰富的多糖体及膳食纤维。据研究证实，银耳对增强免疫力、降低胆固醇、保健肠道、稳定血糖、美容养颜等有较好的效果。

😊 黑木耳、银耳主要营养成分

1 黑木耳含有磷脂类化合物，可以预防记忆力减退，降低阿尔茨海默病的发生率，很适合中老年人食用。

2 每100克黑木耳中，约含有98毫克的铁，比含铁量较高的同克数的绿叶蔬菜——菠菜还高，也比含铁量较高的肉类食品——同克数的猪肝高，赢得"素中之荤""素中之王"之称。

3 银耳是广为人知的美容圣品，可补充人体所需的钙质；丰富的维生素D能预防体内钙流失，对促进人体的生长发育相当有益。

🦷 黑木耳、银耳食疗效果

1 银耳有"菌中之冠"之称，是一种营养丰富的滋补食品，具有润肺生津、补肾滋阴、健脑强心、提神养气等功效，适合阴虚火旺、不宜吃参茸等温热滋补食物的人食用。

2 银耳含有天然胶质，加上其滋阴功效，适合润肤、欲祛除脸部黄褐斑及雀斑的女性长期食用。

3 黑木耳口感爽脆，味道鲜美，且丰富的营养成分几乎可媲美动物性食品。它富含铁质，是天然的补血食品，女性长期食用，具有驻颜、补血、乌发等功效，还可预防缺铁性贫血。

4 黑木耳可益气、活血；银耳可滋阴、润肺、生津、降火。常吃黑木耳、银耳，能防止脂褐素的堆积，消除老年斑，具有抗衰老、健美、益寿等功效。

☀ 黑木耳、银耳存储和食用方法

1 购买黑木耳及银耳后，要储存于防潮之处。烹调前可以温水浸泡，但忌以热水浸泡。

2 黑木耳柔滑细嫩、爽脆鲜美，烹调方法灵活，既可作主料单食，也可炒、烩、烧或凉拌，亦是许多菜肴中不可或缺的食材，还可作为甜品食用。

3 银耳与鹿茸、人参、燕窝齐名，既是一种甜食珍品，也是一种上佳补品。在人工栽培技术成功之后，也渐渐成为大众的保健食品。

☎ 黑木耳、银耳饮食宜忌

1 黑木耳、银耳虽然营养价值高，但其滋润滑肠的功效会加重腹泻症状，慢性腹泻患者应慎食。

2 黑木耳、银耳适宜身体羸弱、营养不良、病后产后虚弱、皮肤干燥引起的瘙痒者食用；还适宜癌症患者及体弱便秘者食用。

双耳冰糖饮

抑制肿瘤 + 提高免疫力

■ 材料：
黑木耳（干）、银耳（干）各20克

■ 调味料：
冰糖1大匙

■ 做法：

1 将黑木耳、银耳洗净泡软，去蒂，切小片备用。

2 取锅放水，加入步骤1的材料，煮沸后加入冰糖，转小火炖煮60分钟即可。

整 肠 排 毒 功 效

　　银耳含多糖类，能刺激淋巴细胞增生，增强巨噬细胞的吞噬能力，提高人体免疫力，间接抑制肿瘤生长。

山楂银耳粥

降低血脂 + 预防癌症

■ 材料：
荞麦、发芽米各40克，泡发银耳150克，山楂干25克，绿豆20克

■ 调味料：
低钠盐1/2小匙

■ 做法：
1 将所有材料洗净。发芽米、绿豆用水浸泡一夜后，沥干备用；银耳切细条备用。
2 汤锅加入适量水煮沸，再加入泡好的发芽米、绿豆，连同荞麦、山楂干一同煮成粥。
3 再加入银耳条及调味料煮匀即可。

整 肠 排 毒 功 效
山楂含牡荆素，具有抗癌作用；大量的维生素C与类黄酮物质能显著降低胆固醇及甘油三酯的浓度，预防动脉粥样硬化。

红薯银耳汤

高纤清肠 + 促进肠道蠕动

■ 材料：
红薯100克，干银耳4朵

■ 调味料：
白糖1小匙

■ 做法：
1 将红薯洗净，去皮切块。
2 将干银耳洗净，泡软去蒂。
3 将红薯块与银耳放入锅中，加适量清水熬煮至软，最后加白糖调味即可。

整 肠 排 毒 功 效
红薯中的膳食纤维能促进肠道蠕动；银耳也能发挥清理肠道的效果。多喝此汤，有助于排出肠道毒素，防止肠道病变。

黄豆拌黑木耳

降低血脂 + 滋润肠道

■ **材料：**

黄豆50克，黑木耳15克

■ **调味料：**

盐1/4小匙，胡椒粉、香油各少许

■ **做法：**

1 将黄豆洗净，泡水3小时，蒸熟后沥干备用。

2 将黑木耳洗净，泡软，切片，氽烫后沥干备用。

3 将步骤1、步骤2的材料及调味料拌匀即可。

整 肠 排 毒 功 效

　　黑木耳的多糖体可降低血脂、滋润肠道、增加粪便体积，同时可吸附各类重金属，使其与粪便一起排出体外。

整 肠 排 毒 功 效

　　黑木耳具有清除肠道毒素之效，能有效润肠，降低血液黏稠度；胡萝卜中的胡萝卜素能增强肠道免疫力，改善便秘。

什锦黑木耳

清肺润肠 + 强化免疫力

■ **材料：**

干香菇2朵，干黑木耳3朵，胡萝卜25克，白菜80克

■ **调味料：**

盐、食用油各适量

■ **做法：**

1 将干香菇与干黑木耳洗净泡软，去蒂切丝。

2 将胡萝卜与白菜洗净，切成细丝。

3 锅中加油烧热，放入所有材料以大火快速翻炒，再加盐拌炒至熟即可。

黑木耳红枣粥

保肝解毒＋抑制癌细胞

■ **材料：**

红枣、黑木耳各20克，糯米40克

■ **做法：**

1 将所有材料洗净，糯米泡水3小时；黑木耳泡软切丝。

2 汤锅放入适量水，煮开后加入糯米和红枣，一边搅拌，一边以小火慢煮至熟烂，煮至呈粥状即可。

3 最后加入黑木耳丝煮5分钟即可。

整 肠 排 毒 功 效

　　黑木耳含大量蛋白质，对肠道有保护与润滑的功效；红枣多糖能提高人体免疫力，并可抑制癌细胞，降低血液中胆固醇。

黑木耳苦瓜汤

健脾补血＋增进食欲

■ **材料：**

苦瓜1根，干黑木耳3朵，黄豆150克

■ **调味料：**

盐1克

■ **做法：**

1 将苦瓜洗净，去籽切块；黄豆洗净；干黑木耳洗净，泡软，切块。

2 在锅中放入清水煮沸，再放入步骤1所有材料，以大火煮开，转小火慢煮1小时，最后加盐调味即可。

整 肠 排 毒 功 效

　　苦瓜能帮助肠道清除毒素；黑木耳中的胶质也能吸附肠道中的毒素。两者一起食用，能调整肠道功能，缓解便秘症状。

香菇

健肠有效成分
非水溶性膳食纤维

食疗功效
预防肥胖
对抗癌症

- 别名：冬菇、香蕈、香菌、花菇
- 性味：性平，味甘
- 营养成分：
蛋白质、叶酸、碳水化合物、氨基酸、钙、磷、
非水溶性膳食纤维、维生素A、维生素B₁、维生素B₂、维生素D等

○ **适用者：** 长期便秘者、发育中的儿童　✗ **不适用者：** 痛风患者

香菇为什么能健肠排毒？

1 香菇所含的非水溶性膳食纤维能促进排便，使肠内的残余物质排出，起到预防大肠癌的功效；还能预防因排便时血压上升可能引起的脑卒中。

2 香菇的膳食纤维含量高，能有效促进肠道蠕动，保健肠道。

香菇主要营养成分

1 非水溶性膳食纤维会在人体中吸收水分，进而膨胀，能使人产生饱腹感，控制过度饮食，抑制能量的过量摄取，进而控制体重。

2 香菇所含的维生素B₁，具有抗压、消除疲劳、促进新陈代谢的作用；而维生素B₂可以预防口角炎。此外，香菇内的麦角固醇经过日晒后，会转换成维生素D，可以帮助人体吸收钙质。

香菇食疗效果

1 研究指出，香菇含有一种可明显加强人体抗癌作用的物质，故称香菇为"抗癌新兵"。

2 香菇中富含的膳食纤维，可加速体内排毒，增加肠内有益菌，具有预防便秘、大肠癌之效。

香菇食用方法

1 如要预防慢性病，可将香菇搭配乌贼、鲷鱼等海鲜类食品食用，因为这些海鲜类食物含有能净化血液的EPA与DHA成分。若是想舒缓压力与疲劳，则可搭配富含维生素B₁、蛋白质、锌的猪肉、螃蟹、毛豆等食用。

2 香菇是素斋中的常见食材，也是素三鲜的主要食材之一，平日可添加在汤中，能提味且富含营养。

香菇饮食宜忌

香菇所含的氨基酸，进入人体后会转换成嘌呤，因为嘌呤在人体内会形成尿酸，所以如果痛风患者食用过量香菇，将会引起关节剧烈疼痛。

香菇瘦肉粥

滋补肠道 + 调节新陈代谢

■ **材料：**

干香菇3朵，猪瘦肉50克，白米90克，香菜2克

■ **调味料：**

酱油少许，盐、淀粉各1小匙

■ **做法：**

1 将所有材料洗净，干香菇泡水一晚后，去蒂切片；猪瘦肉切片，用淀粉与酱油腌10分钟。

2 将白米入锅，加适量清水以大火煮沸后，转小火慢煮，再加香菇片熬煮。

3 再次煮沸时放入猪瘦肉片，加盐煮至肉片熟。

4 加入香菜即可。

整 肠 排 毒 功 效

　　香菇所含的丰富膳食纤维能保持肠道通畅，有助于代谢肠道毒素；香菇素能促进肠道新陈代谢。故此料理能发挥滋补肠道的功效。

枸杞子鲜菇

滋补肝肾 + 软化血管

■ **材料：**

鲜香菇80克，泡发银耳50克，枸杞子20克

■ **调味料：**

低钠盐、米酒各1/2小匙，香油、食用油各1小匙

■ **做法：**

1 将鲜香菇洗净氽烫切块；银耳洗净撕成小朵。

2 炒锅加入1小匙食用油，放入鲜香菇块略炒。

3 加入银耳、洗净的枸杞子炒熟。

4 加入其余调味料翻炒即可。

整 肠 排 毒 功 效

　　枸杞子中的牛磺酸能够滋补肝肾、增强免疫力、抗疲劳和降低血压；枸杞子含丰富的维生素B_2，能够保肝，增强肝脏排毒功能。

洋菇

健肠有效成分
膳食纤维

食疗功效
调节生理功能
补充铁质与钙质

- 别名：洋茸、洋蕈

- 性味：性平，味甘

- 营养成分：
  膳食纤维、维生素B₁、维生素B₂、维生素C、多糖体、烟酸、钾、钙、铁、蛋白质、碳水化合物等

○ **适用者：**需要补充铁质的人群、排便不顺者　✕ **不适用者：**肠胃病患者及肝肾功能衰竭者

洋菇为什么能健肠排毒？

洋菇中含有人体较难消化的膳食纤维，能吸附残留体内的胆固醇及糖分，并将其排出体外，起到预防便秘、动脉硬化、肠癌和糖尿病等功效。

洋菇主要营养成分

1 洋菇中含有B族维生素、维生素C与一般蔬菜中少有的锗元素，能增强体力、调节生理功能，并有助于身体对钙质的吸收。

2 洋菇所含的热量较少，是一种优良的低热量食物，可安心食用，不必担心增加身体负担。

3 铁质的含量在洋菇中较高，多吃可补充人体所需的铁质，营养价值颇高。

洋菇食疗效果

1 洋菇含有可增强淋巴细胞功能的有效成分，可提高人体抵抗各种疾病的免疫力。

2 研究发现，洋菇的营养成分中可分解出一种超强力抗癌物质，可抑制癌细胞生长，其功效比绿茶所含的抗癌物质还要强。

洋菇食用方法

1 洋菇是不易保存的食材，久放，颜色会变黄，伞部也会转为褐色；不宜生吃，但经过加热后，即使颜色偏黄褐色，仍可食用。若要生吃洋菇，则应选购新鲜洋菇，切开后淋上柠檬汁或醋，可延缓其变色。

2 洋菇不仅适合用来炒菜、煮汤，还可调制成酱料，搭配牛排或意大利面食用。

洋菇饮食宜忌

1 洋菇中的甲壳素物质，不利于肠胃消化吸收，肠胃疾病患者及肝肾功能衰弱者应小心食用。

2 洋菇久放会呈黄褐色，这是正常现象，如果过于亮白，可能是经过漂白剂加工处理，反而不宜食用。

香芹拌洋菇

高纤瘦身 + 润肠通便

■ **材料：**
芹菜15克，豆腐1块，洋菇120克

■ **调味料：**
橄榄油、芝麻酱各1大匙，盐1小匙

■ **做法：**

1 将洋菇洗净，用沸水氽烫，取出切片。

2 将豆腐放入热水氽烫，取出切成小块。

3 将芹菜洗净氽烫，取出切段。

4 将洋菇片、豆腐块与芹菜段放入盘中，淋上混匀的调味料即可。

整 肠 排 毒 功 效

　　洋菇、芹菜都含有丰富的膳食纤维，能促进肠道蠕动；橄榄油与芝麻酱具有滋润肠道的效果，能缓解肠道干燥引起的便秘。

洋菇拌干丝

提高免疫力 + 清理肠道

■ **材料：**
洋菇、豆干丝各100克，香菜10克，胡萝卜丝30克

■ **调味料：**
盐1/2小匙，香油1小匙，酱油1大匙

■ **做法：**

1 将洋菇洗净，切薄片，和豆干丝、胡萝卜丝放入沸水中氽烫取出。

2 将所有调味料拌匀，淋到步骤1的材料上，撒上香菜即可。

整 肠 排 毒 功 效

　　洋菇可提高机体抵御各种疾病的免疫力；所含的膳食纤维可吸收多余的胆固醇、糖分，并将其排出体外。

猴头菇

健肠有效成分
活性多糖体

食疗功效
预防癌症
调节生理功能

- **别名：**刺猬菌、僧帽菇
- **性味：**性平，味甘
- **营养成分：**
氨基酸、维生素B_1、维生素B_2、磷、铁、钙、碳水化合物、膳食纤维、β–胡萝卜素等

○ **适用者：**食欲不振者、肠胃功能虚弱者　✗ **不适用者：**腹泻者、皮肤过敏者

🍎 猴头菇为什么能健肠排毒？

1 猴头菇含有多种有效成分，可助消化、利五脏、滋补身体，是消化不良、十二指肠溃疡、胃溃疡、神经衰弱者的重要食材。

2 猴头菇含有的半乳糖、木糖、葡聚糖及甘露糖，是其他菇类中少有的，可改善肠胃功能、调节生理功能、促进新陈代谢、减轻疲劳感。

☺ 猴头菇主要营养成分

1 猴头菇营养价值极高，氨基酸种类达16种以上，且含有丰富的矿物质及多种维生素。

2 猴头菇所含的活性多糖体，对抑制癌细胞有明显功效。

🐨 猴头菇食疗效果

1 猴头菇性平，味甘，无毒，可补虚损、助消化，常用于改善神经衰弱、食少便溏、胃溃疡及十二指肠溃疡、消化不良、食道癌、眩晕、胃癌等症状。

2 猴头菇可滋补强身、降低胆固醇、维持肝脏正常功能、提升免疫力，适合年老体弱者服用。

3 猴头菌酮及猴头菌多醇这两种成分，可延缓大脑细胞老化。

☀ 猴头菇选购和食用方法

1 选购猴头菇时，外观颜色太白的可能含有过量二氧化硫（漂白剂）残留物，不宜购买。

2 猴头菇需要经过洗涤、浸泡、漂洗和烹煮4个过程，且要烹煮至软烂如豆腐，方可食用。

3 猴头菇洗净、浸泡至软化后，除去水分并切块，可作炒饭、炒面的配料。

🩺 猴头菇饮食宜忌

　　腹泻及皮肤过敏者，不宜食用猴头菇。

红烧猴头菇

帮助消化 + 提高免疫力

■ **材料：**

猴头菇3朵，百叶豆腐1块，白萝卜100克，姜片10克，油菜30克

■ **调味料：**

蚝油、橄榄油各1大匙，白糖1小匙

■ **做法：**

1 将白萝卜洗净去皮，切块；油菜洗净；百叶豆腐洗净切块；猴头菇泡软后，用手撕成小块状，备用。

2 热锅放油，爆香姜片，放入步骤1的材料及蚝油、白糖、水，小火煮至汤汁收干即可。

整肠排毒功效

猴头菇含丰富氨基酸、矿物质与维生素，大量的多糖体与糖类物质，能缓解消化不良、十二指肠溃疡等症状，减少体内毒素的堆积。

整肠排毒功效

猴头菇含半乳糖、木糖、葡聚糖、甘露糖，可适度抑制癌细胞生长，改善肠胃功能。

猴头菇瘦肉汤

增强免疫力 + 促进消化

■ **材料：**

猴头菇2朵，猪肉片100克，葱20克，高汤600毫升

■ **调味料：**

盐1小匙，香油适量，橄榄油1大匙

■ **做法：**

1 将猴头菇泡软后，切块；葱洗净切丝，将葱绿和葱白分开；猪肉片洗净备用。

2 热锅放油，爆香葱白，接着放入猴头菇块、猪肉片拌炒。

3 加高汤煮沸，转小火煮10分钟。

4 放入盐、香油、葱绿拌匀即可。

提示 增加人体免疫力，预防消化性溃疡

金针菇

健肠有效成分
膳食纤维

食疗功效
增强记忆力
增强免疫力

● **别名**：金菇、金菇菜

● **性味**：性寒，味咸

● **营养成分**：
维生素B$_1$、维生素B$_2$、维生素C、膳食纤维、蛋白质、铁、钙、镁、钾、烟酸等

○ **适用者**：一般人群、"三高"患者　✗ **不适用者**：红斑狼疮或关节炎患者、肾功能不全者

金针菇为什么能健肠排毒？

1 金针菇含有多糖类物质，可增强人体免疫力、刺激干扰素的合成、促进抗体的产生，并可预防消化性溃疡及肝炎。

2 金针菇性寒，味咸，具有益肠胃、增智力、利肝脏、抗肿瘤等功效。

金针菇主要营养成分

1 金针菇含有丰富的赖氨酸和精氨酸，能促进儿童智力发育，故有"增智菇"的美称。

2 金针菇中的维生素B$_2$及烟酸可改善面疱及湿疹症状；蛋白质则能增强记忆力、促进生长及发育。

金针菇食疗效果

1 金针菇具有降低胆固醇的作用，对肝病、高血压、高脂血症、消化性溃疡等有一定的食疗作用。

2 金针菇含有一种可预防鼻炎、哮喘、湿疹等过敏性疾病的蛋白质，也可增强免疫力，对抗癌症，预防病毒感染。

金针菇选购和食用方法

1 选购金针菇时，如果颜色太过白皙，则可能经过漂白，应避免购买。

2 金针菇耐煮，久煮不烂，是火锅中常见的食材。但其中所含的维生素B$_1$、维生素B$_2$是水溶性维生素，应尽量避免烹调过久导致维生素流失，也可连汤一起饮用。

3 金针菇容易软化、变黑，因此买回来要尽快食用完毕。

金针菇饮食宜忌

1 低钠高钾的金针菇，对于正在进行血液透析者及肾功能不全者有害。

2 金针菇含有刺激免疫细胞发挥作用的成分，因此红斑狼疮或关节炎患者最好少吃金针菇，以免病情加重。

3 金针菇含有秋水仙碱，食用过量，易刺激肠道及呼吸道黏膜，产生呕吐、腹痛、腹泻等症状。但秋水仙碱煮熟后会被破坏，故煮熟后的金针菇可食用。

时蔬炒鲜菇

补气益胃 + 降压降脂

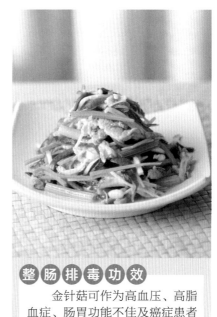

■ 材料：

黑木耳、银耳各1小片，鲜香菇150克，金针菇30克，胡萝卜、芹菜、里脊肉丝各100克，大蒜末10克

■ 调味料：

盐1小匙，香油适量，橄榄油2小匙

■ 做法：

1 将黑木耳泡发后，洗净切丝；银耳泡发后洗净，去蒂撕小朵；鲜香菇洗净切丝；金针菇去尾洗净拆松；胡萝卜洗净去皮切丝；芹菜洗净切段。

2 热锅放橄榄油，爆香大蒜末，放入剩余所有材料，快速拌炒之后，再加入盐、香油调味即可。

整 肠 排 毒 功 效

　　金针菇可作为高血压、高脂血症、肠胃功能不佳及癌症患者的辅助食疗食材，可长期食用。

整 肠 排 毒 功 效

　　金针菇能利肝脏、益肠胃；金针菇柄含有大量膳食纤维，可以吸附胆酸，降低胆固醇，促进胃肠蠕动。

酸辣金针菇

健胃整肠 + 降低胆固醇

■ 材料：

金针菇300克，小黄瓜2根，牛肉片200克，姜丝5克，辣椒丝10克

■ 调味料：

白糖、大蒜末、香油各1/2小匙，白醋、柠檬汁、酱油各1小匙

■ 做法：

1 切除金针菇底部，洗净，拆松；小黄瓜洗净切丝，备用；其余材料均洗净。

2 将金针菇、牛肉片放入沸水中烫熟后捞出，用冷开水冲凉，沥干水分；将所有调味料拌匀。

3 将所有材料装盘，淋上调匀的调味料即可。

健康海菜类

　　海菜类食品富含褐藻胶及膳食纤维，是肠道天然的"清道夫"，且大多为低热量、低脂肪，不会给人体造成负担，还可预防高胆固醇血症等多种疾病。例如，海带含维生素C、多种矿物质，可预防血管硬化、高血压；紫菜性寒，味甘、咸，可补肾利尿，保护咽喉健康。

　　海菜类食品食用方式多样，可煮汤热食，也可制成甜点或饮品。如近年来当红的琼脂就被广泛用于饮料中，不仅可以增加口感及饱腹感，还能补充人体所需的营养。

低热量的肠道"清道夫"

海带

健肠有效成分
膳食纤维

食疗功效
降低血脂
利尿消肿

● 别名：江白菜、昆布

● 性味：性寒，味咸

● 营养成分：
维生素A、B族维生素、维生素C、维生素D、
碘、钙、铁、蛋白质、碳水化合物等

○ **适用者：** 高血压患者、血管硬化患者　✕ **不适用者：** 胃寒患者

海带为什么能健肠排毒？

　　热量低的海带，含有丰富的膳食纤维和褐藻胶，能增加饱腹感，是不会造成身体负担的肠道"清道夫"。海带烹煮后口感柔软，营养容易被人体吸收，很适合老人、儿童及减肥者食用。

海带主要营养成分

1 海带含有维生素C、多种矿物质。在含有动物脂肪的菜肴中佐以海带，能使脂肪在人体内囤积时，避开血管、心脏、肠膜，而存于皮下肌肉组织中，进而降低血液中胆固醇，预防和改善血管硬化、脂肪过多、高血压等病症。

2 海带含有丰富的氨基酸、多糖体、褐藻胶、海带素、甘露醇等，是营养价值很高的海菜类植物。

海带食疗效果

1 中医认为，海带性寒，味咸，不含毒素，常用于临床用药，用以化痰、消瘿瘤（甲状腺肿大）、散结及利尿。

2 近年来，医药学家研究发现，海带中的褐藻酸钠盐，能防止动脉出血、预防白血病、降低血压和减少肠道对放射性元素锶的吸收。

海带食用方法

1 海带可煮汤，也可凉拌。但在食用前，应先洗净，浸泡，并将浸泡的水一同下锅煮汤，以免流失浸泡时溶于水中的维生素及甘露醇。

2 海带可制成卤味，美味可口，也可当作小菜，搭配米饭或其他主食。

海带饮食宜忌

1 海带性寒，味咸，胃寒患者应慎食。

2 海带中碘含量丰富，可有效预防单纯性甲状腺肿大。但如果食用过量，反而会引起甲状腺功能亢进，使原疾病患者病情加重，出现脾气暴躁、心跳急促、食欲过盛、手脚震颤、眼球前凸等症状。

黑芝麻海带汤

清除毒素 + 滋润肠道

■ **材料：**
黑芝麻20克，海带150克

■ **调味料：**
盐适量

■ **做法：**

1 将黑芝麻放入炒锅中，以小火炒熟。

2 将海带放入水中泡软洗净，切成大片。

3 将黑芝麻入锅，加海带片与浸泡海带的清水一起煮汤，最后加盐即可。

整 肠 排 毒 功 效

　　黑芝麻能发挥滋润肠道的作用；海带中的胶质能吸附肠道毒素，也能清除肠道废物。故多吃黑芝麻海带汤，有助于肠道健康。

整 肠 排 毒 功 效

　　海带含有丰富胶质，能清除肠道毒素；海带还含有碘，适量摄取可补充人体所需矿物质。

豆腐海带汤

促进新陈代谢 + 高纤排毒

■ **材料：**
豆腐200克，海带80克，姜丝1克

■ **调味料：**
盐2克

■ **做法：**

1 将海带洗净，放入水中浸泡备用。

2 将豆腐洗净切块，并将海带切宽条。

3 在锅中放入浸泡海带的水，煮沸后放入海带条。

4 将豆腐块放入一起煮，约煮3分钟后，加入姜丝与盐即可。

海带山药粥

利水消肿 + 祛脂降压

■ 材料:

海带丝100克,山药50克,秋葵70克,荞麦、薏苡仁、胚芽米各30克

■ 调味料:

低钠盐1/2小匙,胡椒粉1/6小匙

■ 做法:

1 将荞麦、薏苡仁、胚芽米分别洗净,浸泡一夜。

2 将山药洗净,去皮切丁;秋葵洗净切片。

3 准备一锅水煮开,加入荞麦、薏苡仁、胚芽米及洗净的海带丝,熬煮成粥。

4 加入山药丁、秋葵片及调味料煮熟即可。

整 肠 排 毒 功 效

海带具有消痰平喘、利水消肿等功效,含多种矿物质及维生素C,可增强肠道蠕动,排出体内废物。

海带芝麻牛蒡丝

改善便秘 + 保护肌肤

■ 材料:

牛蒡、海带各30克,白芝麻3克,辣椒5克,葱花5克

■ 调味料:

酱油2小匙,香油1小匙,胡椒粉适量

■ 做法:

1 将牛蒡洗净去皮,切丝;海带洗净切丝;辣椒洗净切丝备用。

2 将牛蒡丝和海带丝分别汆烫后,取出备用。

3 将步骤2的材料放入碗中,加上辣椒丝、葱花和调味料拌匀,撒上白芝麻即可。

整 肠 排 毒 功 效

这道菜含有丰富的膳食纤维,可健胃整肠、改善便秘,并避免宿便囤积体内,让人看起来气色红润。

紫菜

健肠有效成分
膳食纤维

食疗功效
改善慢性支气管炎
稳定血压

- 别名：索菜、莲花菜
- 性味：性寒，味甘、咸
- 营养成分：
  维生素A、B族维生素、维生素C、锰、钙、碘、铁、磷、铜、锌、胡萝卜素等

○ **适用者：**甲状腺肿大者　✕ **不适用者：**消化功能不好者、腹泻腹痛者、素体脾胃虚寒者及肿瘤患者

🍎 紫菜为什么能健肠排毒？

紫菜富含膳食纤维，是人体进行肠道净化的重要成分；且紫菜中的膳食纤维较难被肠胃消化、吸收，可促进胃肠蠕动，帮助体内有害物质排出体外，保护肠道。

😊 紫菜主要营养成分

1 紫菜富含铁、钙和胆碱，能改善贫血症状、提升记忆力、促进骨骼生长发育；而所含的甘露醇，则可缓解水肿。

2 其所含的多糖能促进淋巴细胞增生，起到提高人体免疫力的功效。因此，多吃紫菜，能明显强化人体免疫力，并能降低胆固醇含量。

🐨 紫菜食疗效果

1 紫菜性寒，味甘、咸，具有化痰、补肾、清热、利水、养心的作用。对单纯性甲状腺肿大、慢性支气管炎、咳嗽、高血压、水肿、脚气病等患者有益。

2 含碘量很高的紫菜，可改善因缺碘引起的甲状腺肿大。

3 紫菜有软化、散结的功能，可用于辅助治疗症瘕积聚等病症。

☀ 紫菜保存及食用方法

1 海产食品经常容易受潮变质，紫菜的保存方式是将其置于黑色袋子中，放置在干燥、低温处，置于冰箱中，可保存其营养和风味。

2 紫菜在经凉水浸泡后，若呈现蓝紫色，可判断其在包装前已被有毒物质污染，此时应避免食用，以免对人体造成一定伤害。

🧑‍⚕️ 紫菜饮食宜忌

消化功能欠佳、素体脾虚者不宜大量食用紫菜，腹泻、腹痛者及脾胃虚寒者、肿瘤患者亦不宜食用。

紫菜豆腐汤

促进肠道蠕动 + 促进新陈代谢

■ **材料：**
紫菜1大片，豆腐1块，芹菜2根，胡萝卜
1/3根

■ **调味料：**
白醋1大匙，盐1小匙

■ **做法：**

1 将豆腐洗净，切成小块。

2 将胡萝卜洗净去皮，切块；芹菜洗净切段；紫菜撕成小片。

3 将胡萝卜块、豆腐块放入锅中，加入适量清水，以大火煮。

4 煮沸后加盐调味，加芹菜段与紫菜片以小火续煮。

5 再次煮沸后，加白醋调味即可。

整 肠 排 毒 功 效

豆腐的钙质与紫菜的丰富矿物质，有助于维持肠道酸碱平衡，有利于肠道代谢；紫菜的膳食纤维还能帮助肠道蠕动，改善便秘。

紫菜芝麻饭

清除肠道废物 + 改善便秘

■ **材料：**
干紫菜90克，白芝麻80克

■ **做法：**

1 将干紫菜剪成细丝；白芝麻研磨成细粉末。

2 将紫菜丝与白芝麻粉混合，储存在瓶中，每餐取2匙，与米饭拌匀即可。

整 肠 排 毒 功 效

紫菜富含胡萝卜素、钙、钾、铁，能代谢肠道废物；芝麻则有丰富的膳食纤维，能促进胃肠蠕动，有助于改善便秘症状。

裙带菜

健肠有效成分
水溶性膳食纤维
藻胶酸

食疗功效
健肠排毒
美容益智

- 别名：海芥菜、若布、海木耳
- 性味：性凉，味甘、咸
- 营养成分：
  维生素A、维生素B₁、维生素B₂、维生素C、叶酸、镁、钠、氨基酸、藻胶酸、膳食纤维、钙、蛋白质等

○ **适用者**：高胆固醇血症者、儿童　✗ **不适用者**：慢性胃炎患者、风寒感冒患者、饮食需限碘者

裙带菜为什么能健肠排毒？

1 裙带菜所含的亚油酸和亚麻酸，是人体必需的脂肪酸。所含的大量藻胶酸是人体肠道中重要的天然膳食纤维，能清除肠道内的毒素，提高免疫力，并能促进人体的正常生长发育。

2 裙带菜所含的水溶性膳食纤维是一种不易被人体消化吸收的多糖成分，因此可保持肠道蠕动，促进排泄，改善便秘，预防胆固醇被肠道吸收。

裙带菜主要营养成分

1 裙带菜中的多糖及可溶于水的海藻酸、马尾藻糖相当丰富。这几种成分进入人体后，会增强人体免疫力，也能提升抗癌能力，可以说是既美味又营养的健康食品。

2 有"美容菜""聪明菜""健康菜""绿色海参"之称的裙带菜，含有丰富的矿物质，其中钙含量比同克数的"补钙之王"牛奶高。

裙带菜食疗效果

1 裙带菜含褐藻胶，能防止人体摄取过多盐分，进而预防血压升高和血管硬化；同时它能吸附肠道内的重金属或有毒物质，并排出体外。

2 裙带菜富含膳食纤维，能减少身体对胆固醇和脂肪的吸收，促进肠道蠕动和排便顺畅。

3 裙带菜含有可溶于水的海藻酸、马尾藻糖及丰富的多糖类。这些成分进入人体进行交互作用后，能增强免疫力，提高人体对抗癌细胞的功能。

裙带菜食用方法

1 裙带菜黏液中的成分有溶解于水的特性，在洗涤时若不注意，容易造成这些成分的流失。故在清洗裙带菜时，不宜过度揉搓。

2 干燥的裙带菜在食用前要泡发洗净，不可直接把裙带菜放入水中煮。

裙带菜饮食宜忌

慢性胃炎、风寒感冒患者不宜食用裙带菜。

裙带菜萝卜汤

消除胀气 + 清热整肠

■ **材料：**

裙带菜60克，白萝卜200克

■ **调味料：**

盐1克

■ **做法：**

1 将白萝卜洗净去皮，切块；裙带菜洗净，切成条状。

2 在锅中放入清水，将白萝卜块与裙带菜条放入一起煮，煮至白萝卜块软化后，加盐调味即可。

整 肠 排 毒 功 效

　　裙带菜萝卜汤含有丰富的膳食纤维，具有消除腹部胀气的功能，也能调整肠道状态，改善消化不良的症状。

素炒什锦

润肠利尿 + 明目养肝

■ **材料：**

裙带菜100克，胡萝卜60克，葱1根，金针菇50克

■ **调味料：**

酱油、白糖、盐、食用油各1小匙，料酒2小匙

■ **做法：**

1 将胡萝卜洗净去皮，切丝；裙带菜洗净，切条；葱与金针菇洗净，葱切丝，金针菇切段。

2 锅中放油加热，加入胡萝卜丝、葱丝、料酒与酱油拌炒。

3 待胡萝卜丝炒软后，加裙带菜条与金针菇段拌炒，再加入白糖与盐调味即可。

整 肠 排 毒 功 效

　　裙带菜与胡萝卜含丰富的膳食纤维；裙带菜的胶质能清除肠道废物；胡萝卜与金针菇能代谢肠道中的重金属、废物。

琼脂

健肠有效成分
膳食纤维
褐藻胶

食疗功效
促进新陈代谢
降低血压

● 别名：洋粉，寒天

● 性味：性寒，味甘

● 营养成分：
褐藻胶、膳食纤维、钙、铁、蛋白质、多糖体等

○ **适用者：** 高血压患者、高胆固醇血症者　✗ **不适用者：** 脾胃虚寒者

琼脂为什么能健肠排毒？

琼脂萃取自藻类纤维，成分为褐藻胶，其中膳食纤维约占3/4，可促进胃肠蠕动；由于琼脂中的膳食纤维容易吸水，可以增加粪便体积和水分含量，是预防便秘的有效成分。

琼脂主要营养成分

1 琼脂热量低，含丰富的钙、铁等人体所需的矿物质，膳食纤维含量丰富，可减少胆固醇及糖分的吸收，易产生饱腹感，也具有降低血压及预防大肠癌等作用。

2 琼脂所含的蛋白质，有利于肠道中有益菌的生长；而多糖体则可以增强人体免疫力。

琼脂食疗效果

琼脂具有低热量的特性，食用后身体无负担；其高纤维的营养成分，能吸水膨胀，增加饱腹感，帮助维持肠道功能。

琼脂食用方法

1 琼脂可制成凉粉与其他蔬菜凉拌，也可做成整块的洋菜冻点心，或代替玉米粉勾芡食用，不仅可以摄取丰富的膳食纤维，还可增加饱腹感。

2 在水温超过90℃时，琼脂会溶解成液体，一旦水温降低至40℃以下时，又会再次凝固，可随不同温度改变形态。而琼脂在沸水中溶解后比直接添加在冷饮中饮用更健康，建议煮沸后食用。

琼脂饮食宜忌

1 琼脂富含膳食纤维，热量低且容易吸收水分，食用后的饱腹感能减少人体对食物的摄取欲望，有效控制体重。但必须注意，琼脂只适合搭配正餐食用，降低对零食的摄取，不可取代正餐，以免长此以往，导致营养不良。

2 琼脂性寒，脾胃虚寒者不宜大量食用。

琼脂苹果泥

整肠健胃 + 促进新陈代谢

■ **材料：**
苹果2个，琼脂粉6克

■ **做法：**

1 将琼脂粉倒入水中，煮沸后以小火续煮约2分钟后熄火。

2 将苹果洗净，连皮磨成苹果泥。

3 将苹果泥倒入已冷却的琼脂中充分混合。

4 倒入密闭容器中，放入冰箱冰镇即可。

整 肠 排 毒 功 效

琼脂能在肠道中形成胶状物质，迅速吸收脂肪、废物与毒素，帮助排出宿便；加上富含膳食纤维的苹果泥，让肠道代谢能力更佳。

仙草琼脂冻

清热解暑 + 降火护肝

■ **材料：**
琼脂4条，仙草茎叶50克，樱桃1颗

■ **调味料：**
蜂蜜1小匙

■ **做法：**

1 将琼脂剪小段；仙草茎叶洗净。

2 把水和仙草茎叶一起放入汤锅，以小火煮约2小时。

3 将仙草茎叶滤掉后，剩余汤汁再加入琼脂煮溶；倒入形状各异的容器，待凉，取出淋上蜂蜜，食用时混匀，放上樱桃点缀即可。

整 肠 排 毒 功 效

琼脂含多种蛋白质、果胶、植物胶，食用后能增加粪便体积，促进肠道蠕动，减少宿便，具有清热、利湿、凉血、解毒的功效。

腌制、发酵食品

蔬菜、豆类经过腌制、发酵后，不仅保存了原有食物的营养，还能提高原来的营养价值，例如泡菜在腌制初期维生素含量虽略微降低，但腌熟后，维生素含量则会提高。腌制、发酵食品含有丰富的乳酸菌，能促进体内新陈代谢，帮助改善肠胃功能，排出体内毒素。

由于腌制食品经过特殊加工处理，因此制作过程中要特别注意品质及卫生管控，以免处理不慎，引发食物中毒。而腌制食品味道大多较特殊，有些特殊味道的食物可能让人较难接受。

提示 丰富的乳酸菌能活化肠胃

泡菜

健肠有效成分
乳酸菌
维生素

食疗功效
抑制肠炎
缓解结肠炎症状

- 别名：腌制蔬菜

- 性味：视不同蔬菜而定

- 营养成分：
  胡萝卜素、辣椒素、维生素A、维生素B₁、维生素C、铁、钙、磷、蛋白质等

○ **适用者：** 心脏病患者、动脉硬化患者   ✗ **不适用者：** 容易腹泻者

泡菜为什么能健肠排毒？

1 泡菜泛指膳食纤维含量丰富的蔬菜，如圆白菜、洋葱、青葱、胡萝卜、白萝卜、大蒜、大白菜、小黄瓜等经过腌制、调味后的成品。腌制过的蔬菜含丰富的乳酸菌，可帮助肠胃消化。

2 蔬菜中原有的维生素不会因腌制而流失，故泡菜能预防便秘、结肠炎等疾病。而腌渍的泡菜中含丰富的乳酸菌，能增进食欲，抑制小肠中的病菌。

3 泡菜用的辣椒粉含有辣椒素，可促进代谢，燃烧多余脂肪，进而能改善体内脂肪囤积的问题。

泡菜主要营养成分

泡菜中的辣椒富含维生素A及维生素C。在腌制之初，蔬菜中维生素含量会略微减少，之后开始逐渐增加。腌熟之后，其维生素含量也随之提高。两三周后，泡菜中维生素的含量则达到高峰。

泡菜食疗效果

1 泡菜在发酵过程中会产生乳酸菌，乳酸菌可抑制有害菌生长，维持肠道内环境健康，并提升免疫力。

2 辣椒中含有辣椒素，是一种植物性化学成分，能预防癌症、动脉硬化。

泡菜存储制作及食用方法

1 泡菜放得越久，味道就会越酸；放入冰箱冷藏，可减缓其变酸的速度。

2 自制泡菜时，所使用的容器和工具都要保持干爽清洁，不然泡菜容易变质。

3 泡菜除了当配菜直接食用，亦可在炒饭时加入或当作火锅汤底。

泡菜饮食宜忌

1 在腌制泡菜的过程中要特别注意卫生，若误食受污染的泡菜，容易引起腹泻或食物中毒。

2 泡菜在腌制过程中，会产生亚硝酸盐等有毒致癌物质。亚硝酸盐的含量与腌制时间、盐分浓度、温度等众多因素密切相关，应小心控制。

醋渍白菜

促进肠道蠕动 + 提高新陈代谢

■ **材料：**

白菜300克，蔬菜高汤1杯，胡萝卜10克，辣椒5克

■ **调味料：**

盐1/2小匙，白醋1杯，料酒2匙

■ **做法：**

1. 将白菜洗净，加入盐，汆烫后取出；胡萝卜洗净，切丝备用；辣椒洗净，切丁。
2. 将白菜挤干水分，切成块状。
3. 把白醋与料酒混合，加入蔬菜高汤中。
4. 汤汁放凉后，倒入密封罐中，加入白菜块、胡萝卜丝、辣椒丁，将瓶盖封紧。
5. 腌制储存1天即可。

整肠排毒功效

白菜富含膳食纤维与多种维生素，能促进胃肠蠕动，有利于排出肠道毒素；维生素C能帮助抗氧化，并提高人体的新陈代谢能力。

韩风辣萝卜

消食化痰 + 促进新陈代谢

■ **材料：**

胡萝卜、白萝卜各2根

■ **调味料：**

辣椒粉60克，姜泥3大匙，白糖1大匙，味噌40克

■ **做法：**

1. 将材料洗净，连皮切小块，装盒备用。
2. 将味噌与白糖加入步骤1的材料中搅拌均匀，一段时间后会释出水分。
3. 等水分刚好腌过材料时，加其余调味料，将盒盖盖上，放入冰箱中冰镇，隔天取出即可。

整肠排毒功效

白萝卜具有消食化痰、帮助维持消化道的功能。此道料理有营养丰富的萝卜皮，配合辣椒提供的辣椒素，更能加强新陈代谢的功能。

泡菜炒鱼丁

畅通血管＋改善记忆力

■ **材料：**

金枪鱼丁150克，葱段、姜丝各20克，自制低盐酸辣泡菜100克

■ **调味料：**

胡椒粉、粗辣椒粉、味醂各1/2小匙，低钠盐2小匙，食用油1小匙

■ **做法：**

1 将泡菜切丝备用。

2 锅中放油，爆香葱段、姜丝和泡菜丝，加入其余调味料熬煮。

3 加入洗净的金枪鱼丁焖煮即可。

整肠排毒功效

金枪鱼的油脂主要为多元不饱和脂肪酸，能有效降低体内胆固醇和甘油三酯的浓度；同时丰富的油脂也具有润肠通便的作用。

整肠排毒功效

泡菜富含维生素A、维生素B₁、维生素C、钙、磷、铁、胡萝卜素、辣椒素、膳食纤维等，具有杀菌、抗癌、预防便秘、降低胆固醇等功效。

韩式泡菜炒饭

预防便秘＋降低胆固醇

■ **材料：**

韩式泡菜30克，米饭2碗，素火腿肉20克，小白菜10克

■ **调味料：**

盐1/3小匙，黑胡椒、食用油各少许

■ **做法：**

1 将素火腿肉洗净切丁；白菜洗净切段。

2 锅中倒油烧热，放入韩式泡菜快速拌炒，加入白菜段与素火腿丁一起翻炒。

3 将米饭倒入锅中，以大火快炒，加入其余调味料炒匀即可。

纳豆

健肠有效成分
蛋白质

食疗功效
抗癌抗氧化
预防骨质疏松

- 别名：纳所之豆
- 性味：性平，味咸
- 营养成分：
  膳食纤维、粗蛋白质、碳水化合物、维生素B_1、维生素B_2、维生素K、钙等

○ **适用者：** 骨质疏松症患者、心肌梗死患者　✗ **不适用者：** 痛风患者及肾功能不全者

纳豆为什么能健肠排毒？

研究发现，黄豆的蛋白质具有不溶解性，制成纳豆后可产生氨基酸，便转为可溶解性；且原料中存在的各种酶会由纳豆菌及其他细菌产生，可促进肠胃消化、吸收。

纳豆主要营养成分

1 纳豆经发酵后会增加皂苷、异黄酮等特殊养分，还含有卵磷脂、矿物质、不饱和脂肪酸、吡啶二酸、膳食纤维、维生素、多种氨基酸等，长期食用可保持健康。

2 纳豆除了有黄豆中丰富的优质蛋白质及营养，还有经纳豆菌发酵后产生的独特养分，对身体健康具有多方面的功效。

纳豆食疗效果

1 纳豆由黄豆通过纳豆菌（枯草杆菌）发酵制成，具有黏性，不仅保有黄豆的营养价值，富含维生素K，还能提高蛋白质的消化吸收率。更重要的是，发酵过程产生了多种生理活性物质，具有溶解体内纤维蛋白及调节生理功能的保健作用。

2 纳豆是高蛋白的滋养食品，所含醇素在食用后可帮助分解体内脂质，降低体内胆固醇，使血脂恢复正常。

3 异黄酮可防止细胞氧化，是一种抗氧化物质，同时具有预防癌症的作用。

纳豆食用与制作方法

1 将纳豆与酱油或日式芥末拌匀，至有丝状物出现，拌于米饭中，即为纳豆饭。

2 不习惯食用纳豆者常误以为纳豆是腐坏的水煮黄豆，可以使用葱和芥末抑制"纳豆氨"刺鼻的气味。

3 纳豆未经搅拌便加入酱料，会使水分过多，其黏性也会被消减，制作时应该特别注意。

纳豆饮食宜忌

纳豆富含蛋白质。摄取过多蛋白质，会使体内嘌呤增加，因此痛风患者或肾功能不全者应尽量避免吃纳豆。

纳豆拌苦瓜

预防便秘 + 帮助消化

■ **材料：**
苦瓜200克，纳豆50克，胡萝卜50克

■ **调味料：**
低盐酱油2小匙

■ **做法：**

1　将苦瓜洗净切半，去籽切块，汆烫后沥干；胡萝卜洗净切丝，盛盘备用。

2　将纳豆与酱油混匀。

3　淋在步骤1的材料上即可。

整肠排毒功效

　　纳豆激酶可预防血管栓塞、心绞痛及心肌梗死，还可预防高血压及骨质疏松症的发生，并促进肠胃消化及排便顺畅。

整肠排毒功效

　　纳豆中的卵磷脂能抑制低密度脂蛋白胆固醇；且含有大量的亚麻酸和次亚麻酸，能分解体内有害胆固醇，缩短肠道与有害物质接触的时间。

纳豆玉米蛋饼

抗癌降脂 + 健胃整肠

■ **材料：**
纳豆60克，玉米粒30克，葱花10克，鸡蛋2个，蛋饼皮2张

■ **调味料：**
橄榄油2小匙

■ **做法：**

1　将鸡蛋打成蛋液，与纳豆、玉米粒拌匀备用。

2　炒锅烧热后加油，放入葱花炒香，倒入步骤1的材料铺平，再盖上蛋饼皮煎熟后翻面，煎至饼皮呈金黄色时，卷起切块，盛盘即可。

味噌

健肠有效成分
类黑精

食疗功效
对抗自由基
补充养分

● 别名：麦味噌、豆味噌

● 性味：性平，味甘

● 营养成分：
类黑精、大豆皂精等

○ **适用者：** 高胆固醇血症者、营养不均衡者　✗ **不适用者：** 肠胃疾病患者

味噌为什么能健肠排毒？

1 味噌为发酵食品，含有帮助整肠的有益菌，能清除体内多余废物。

2 味噌所含的类黑精，功效与植物纤维相同，可帮助排便顺畅。

3 味噌有利于肠道有益菌的恢复，促进食物在肠道内的消化和吸收。

味噌主要营养成分

1 味噌以大豆、海盐及日本人称为"koji"的霉菌发酵剂，混合大麦、稻米或其他谷类发酵而成，发酵时间为3个月至3年，由于成分及发酵时间的差异，成品颜色从淡黄色转变到深褐色。

2 味噌富含的酶，是有益于人体的成分，能帮助解毒、消除工业污染物对人体造成的伤害，以及减少人体对放射物和人工合成化学物质的吸收。

3 味噌所含的大豆皂精能促进新陈代谢、防止脂肪氧化。大豆皂精能隐藏于肠道内侧，有助于小肠绒毛恢复正常的吸收作用，抑制人体对多余糖类和油脂的吸收。

4 味噌几乎包含人体所必需的氨基酸，并能使其成为完整的蛋白质。而味噌富含B族维生素，尤其是维生素B_{12}，对人体健康相当有益。

味噌食疗效果

1 味噌呈咖啡色，是因为其中含有一种叫"类黑精"的成分。类黑精具有抑制血糖水平上升的作用，若能在进食前先喝碗味噌汤，便可有效预防血糖急速上升。

2 味噌含抗氧化剂，可有效对抗自由基。

3 味噌含有一种生物碱，可对抗因辐射酸产生的辐射，并帮助重金属排出体外。

4 据研究表明，味噌能降低乳腺癌、肺癌、前列腺癌和结肠癌的罹患率，还能增强免疫系统功能，降低低密度脂蛋白胆固醇浓度。

味噌选购、保存和食用方法

1 挑选味噌时，要注意生产日期和包装是否卫生，质地则要选择没有黏性的。

2 味噌不耐久煮，所以煮味噌汤时，都是最后才加入汤中，拌匀后即可熄火。

3 味噌未烹调前，不宜加水，不然不易保存。取用和保存味噌时，要用洁净、干燥的器具，以免味噌腐坏。

4 味噌烹煮方式多样，可作主食的配汤，也可加入面条做成味噌拉面；还可以用味噌汤做汤底，做成味噌火锅。

5 味噌营养丰富，可搭配各种食材烹调。如和低卡高纤的根茎类食材一起煮汤，口感鲜甜。

味噌饮食宜忌

1 味噌为发酵食品，宜控制每天食用量，有肠胃疾病的人尤其应慎食。

2 味噌所含盐分较多，高血压、肾病或需要限制盐分摄取量者，不宜食用或应严格控制食用量。

味噌毛豆鸡柳

改善便秘 + 平稳血压

■ **材料：**
鸡柳2条，毛豆100克，大蒜末10克

■ **调味料：**
味噌40克，橄榄油2匙，米酒、酱油各1小匙

■ **做法：**

1 将鸡柳洗净切小条，拌入米酒、酱油后静置约20分钟；毛豆洗净，以沸水汆烫后去薄膜，切碎后备用。

2 热锅放油，将鸡柳条煎至两面呈微黄色取出。

3 用同一锅，爆香大蒜末，接着放入毛豆碎、味噌拌匀。

4 将步骤3的材料淋在鸡柳条上即可。

整肠排毒功效

毛豆富含膳食纤维，除了改善便秘，还可降低血压和胆固醇。味噌中的类黑精与毛豆中的膳食纤维功效相似，都可帮助排便。

蔬菜豆腐味噌汤

生津通便 + 养颜排毒

■ 材料：

豆腐100克，圆白菜50克，洋葱30克，小黄瓜2根，葱2根，柴鱼片少许

■ 调味料：

香油1小匙，味噌4大匙

■ 做法：

1 将蔬菜洗净，切小块，备用。

2 将豆腐洗净，切小块；葱切末，备用。

3 热锅加香油，再放入步骤1的蔬菜和步骤2的材料略炒，起锅备用。

4 另取一锅，加4杯水、步骤3的备料，煮沸后加入味噌搅拌；待味噌溶解后，放入葱末和柴鱼片，略煮即可。

整 肠 排 毒 功 效

　　味噌本身营养丰富，搭配富含膳食纤维的蔬菜，口感鲜甜，能改善便秘、协助排出体内毒素。

牡蛎海带味噌汤

滋补强身 + 修护细胞

■ 材料：

牡蛎150克，洋葱50克，海带结30克，白萝卜70克，葱1/2根，柴鱼1/2包，鱼板4片，高汤3杯

■ 调味料：

味噌1大匙

■ 做法：

1 将白萝卜、洋葱洗净，去皮切小块；葱洗净切末；牡蛎、海带、鱼板洗净备用；味噌加适量的水调匀。

2 将高汤煮沸，加海带结、白萝卜块和洋葱块，大火煮沸后再加味噌汤、鱼板和柴鱼，煮沸后转小火，续煮10分钟。

3 加入牡蛎煮熟，最后撒上葱末即可。

整 肠 排 毒 功 效

　　味噌含人体必需氨基酸，食用味噌可以快速补充体内不足的氨基酸；牡蛎中的锌能修复细胞，保护肠黏膜，减少肠道中的有害物质。

味噌烧山苏

利尿降糖 + 保护肠道

■ 材料：
山苏250克，柳松菇块50克，秀珍菇50克，
胡萝卜片30克

■ 调味料：
味噌、白糖各1小匙

■ 做法：

1. 将所有材料洗净。山苏切段；秀珍菇切片，
   连同柳松菇块、胡萝卜片汆烫，沥干备用。

2. 不粘锅加入调味料煮沸，再加入全部食材烧
   煮至入味即可。

整 肠 排 毒 功 效

味噌含有类黑精，能延缓血
糖上升速度，同时具有和膳食纤
维相似的功效，能帮助排便，维
持肠道健康。

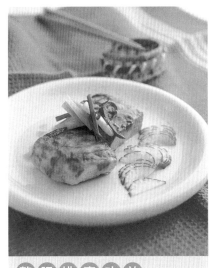

整 肠 排 毒 功 效

味噌经发酵，内有多种有益
菌，可帮助胃肠蠕动；旗鱼的多
元不饱和脂肪酸和维生素E完美组
合，更能维持肠道正常功能。

味噌烤鱼

降低胆固醇 + 保护肠道

■ 材料：
旗鱼150克，大蒜末10克，辣椒丝10克，葱段
10克

■ 调味料：
酱油1/2小匙，味噌、味酥、米酒、白糖各1
小匙

■ 做法：

1. 将调味料与大蒜末混合，即为腌烤酱；旗鱼
   洗净备用。

2. 将1/3的腌烤酱铺盘底，放上旗鱼，再铺上剩
   余腌烤酱，放入冰箱冷藏6小时。

3. 将旗鱼放入180℃的烤箱中烤熟，撒上辣椒
   丝、葱段即可。

173

风味香料类

　　许多香料不仅具有提味功能，也对人体健康有很大的影响；部分香料还是中药材，具有解毒、预防疾病的功效。因此，对香料的选择不应只考虑其味道，也不可忽略其营养成分及对人体的影响。

　　味道辛辣的香料如山葵、姜、咖喱，可通过其辣味对味觉的刺激，促进胃液及唾液的分泌，有益于维持肠道通畅。而一些香料具有解毒功效，如山葵、紫苏等便常作为海鲜佐料，用以解鱼蟹中的毒素，防止其危害人体。

紫苏

健肠有效成分
膳食纤维

食疗功效
保护肠道
分解鱼蟹毒素

- **别名**：红苏、赤苏、香苏
- **性味**：性温，味辛
- **营养成分**：
  维生素B_1、挥发油、氨基酸、紫苏醛、紫苏醇、膳食纤维等

○ **适用者**：感冒、胸闷、心脏病及高血压患者　✕ **不适用者**：结石病患者、过敏体质者

紫苏为什么能健肠排毒？

1 紫苏吸水膨胀后，小球体表面的黏质容易附着在肠壁上，从而阻隔开肠壁与食物，使其无法直接接触；同时刺激肠壁蠕动，促进肠道新陈代谢，软化肠道内的粪便，使排便顺畅，改善宿便中毒素及废物堆积于体内所造成的问题，增强身体功能，美容养颜，堪称肠道的天然"清道夫"。

2 生鱼片搭配紫苏叶很常见，除了口感鲜美，更是因为紫苏可以化解鱼蟹等海鲜中的毒素。

紫苏主要营养成分

1 紫苏富含维生素及矿物质，能帮助身体消炎、抗菌。其他食品搭配紫苏食用，可在体内起到杀菌作用。

2 紫苏性温，味辛，气香醒脾，具有暖胃的功效。风寒感冒时食用紫苏，可改善因脾胃气滞引起的胸闷、呕吐及食欲不振。

3 紫苏中铁的含量非常丰富，可促进血液循环，预防贫血，适合女性食用。

紫苏食疗效果

1 紫苏能帮助体内脂蛋白及血脂的代谢功能正常运作，减少肠道对胆固醇的吸收，具有降低血脂，预防心脏病、高血压、中风的作用。

2 紫苏进入肠胃后可以包覆碳水化合物，减少肠道对碳水化合物的吸收，调节餐后血糖浓度，并抑制血糖上升过快。

3 紫苏中膳食纤维遇水则膨胀，对糖尿病患者的体重控制相当有效。

紫苏食用方法

1 紫苏具有散寒、发汗的作用，可缓解感冒。有外感风寒、无汗、发热等症状时，可将紫苏搭配姜同用。

2 紫苏不宜高温烹调，所含的紫苏醛很容易挥发，因此要避免久煮久泡，可以凉拌的方式食用。

紫苏饮食宜忌

紫苏的草酸含量高，会和钙结合为草酸钙（结石），有结石病的患者应慎食。

紫苏炸豆腐

预防贫血 + 保健肠道

■ 材料：

紫苏叶5片（约20克），豆腐300克，面粉2大匙，面包粉4大匙，鸡蛋液70克

■ 调味料：

盐1/2小匙，食用油适量

■ 做法：

1 将紫苏叶洗净切碎，与面包粉和盐混匀备用。

2 将豆腐洗净，切小方块，沾裹面粉，再沾鸡蛋液，最后裹上步骤1的材料备用。

3 将步骤2的材料放入油温为170℃的油锅中炸熟即可。

整 肠 排 毒 功 效

　　紫苏中的铁质含量高，是维持人体免疫系统的主要成分之一；紫苏籽中含有大量的亚麻酸，可舒缓肠道，稳定肠道功能。

紫苏茶

补血润色 + 增强代谢

■ 材料：

紫苏叶15克

■ 调味料：

红糖1小匙

■ 做法：

1 将紫苏叶洗净，切碎成细末。

2 将紫苏末放入杯中，加入热水略冲泡，最后加入红糖调味即可。

整 肠 排 毒 功 效

　　紫苏中的铁质能发挥补血功效；紫苏醛能促进胃液分泌，有利于消化吸收；紫苏中的维生素C能增强肠道的代谢功能。

提示 茴香油可抗菌，促进胃液分泌

茴香

健肠有效成分
茴香油

食疗功效
散寒止痛
预防胃溃疡

● 别名：香丝菜、怀香

● 性味：性温，味辛

● 营养成分：
蛋白质、脂肪、茴香脑、
小茴香酮、茴香醛、茴香油等

○ **适用者**：痉挛性疼痛者、白细胞减少症患者　✗ **不适用者**：孕妇、阴虚火旺者

茴香为什么能健肠排毒？

1 茴香中的主要成分含茴香油，具有促进肠胃消化的作用，能刺激胃肠蠕动、增加消化液的分泌，达到健胃、行气的效果，同时可以缓解痉挛、减轻疼痛。

2 肠胃手术后会引起腹胀，用茴香热敷腹部能缩短恢复时间。

茴香主要营养成分

1 茴香脑对骨髓细胞的成熟很有助益，同时能释放入血液中，使白细胞数量增加，其主要目的是升高中性粒细胞数量，使白细胞减少症患者的病情得以改善。

2 茴香油具有抗菌作用，能刺激肠胃神经，促进唾液和胃液分泌，进而增进食欲，帮助肠胃消化。

茴香食疗效果

1 茴香的果实可散寒止痛、暖胃、调理气血，改善小腹冷痛、呕吐及食欲不佳等症状；根部可行气止痛，改善腹痛、寒

疝及风湿性关节痛的症状；茎、叶可祛风寒、行气止痛，治痈肿及疝气。

2 茴香具有镇痛、预防胃溃疡等作用。

3 茴香性温，对于体质虚寒的女性来说，可以帮助缓解痛经等不适。

茴香食用方法

1 茴香种子是常见香料，可冲泡香草茶，饮用后可帮助消化。

2 以茴香的茎部搭配生菜沙拉，营养又美味。将茴香的叶片剁碎后加入菜肴中，可减轻菜肴中的油腻感。

茴香饮食宜忌

1 茴香芳香辛散，可改善便秘，但孕期女性若用力屏气解便时，会增加腹压，使子宫内的胎儿受到压迫，造成早产、胎动不安等，故孕妇不宜食用茴香。

2 茴香性温，味辛，可暖脾胃，阴虚火旺者不宜食用，以免助热伤阴。

山葵

健肠有效成分

有机硫化物
膳食纤维

食疗功效

开胃解毒
通利五脏

● 别名：山萮菜

● 性味：性热，味辛

● 营养成分：
蛋白质、维生素A、维生素C、多糖体、
胡萝卜素、脂肪酸、磷、钙、铁等

○ **适用者：** 食欲不振者、月经不调者 ✗ **不适用者：** 胃炎、消化性溃疡、眼病患者

🍎 山葵为什么能健肠排毒？

山葵的辛辣味在经由舌尖进入人体后，能刺激唾液和胃液的分泌，可促进消化，对食欲不佳者有开胃作用。同时能解除鱼蟹等海鲜中的毒素，生鱼片等生鲜食品经常会搭配山葵的原因便是如此。

😊 山葵主要营养成分

1 异硫氰酸盐是山葵呛鼻的主要来源，它不仅能预防蛀牙，还可降低血液黏稠度，预防血栓、癌症、哮喘等。

2 山葵中含有有机硫化物，这种成分可抑制肿瘤生长，并可以帮助肝脏排毒，清除体内自由基。

🐨 山葵食疗效果

1 山葵不含毒素，具有通利五脏、温中散寒、开胃利膈等功效，同时能帮助消化、健胃通肠、利九窍。

2 芥子油是山葵中辣味的主要成分，其强烈的辣味可刺激唾液和胃液的分泌，达到开胃之效。

☀ 山葵保存和食用方法

1 在山葵中添加适量白糖或食醋，能调节辣味，缓解强烈的呛鼻感，使其风味更佳。

2 将山葵根磨碎之后，制成调味料。刚研磨出来的新鲜山葵会呈浅绿色，并具有黏性，辛辣味中带着清新气味，可以此作为判断山葵是否新鲜的准则。

3 吃生鱼片时，搭配山葵的正确吃法可以将适量山葵蘸在生鱼片上，再将生鱼片蘸酱油，这样就可以尝到层次丰富的口感。

4 山葵不宜长期存放。食用山葵时，如发现油脂渗出、变苦就表示已过期，不宜继续食用。

⚕ 山葵饮食宜忌

1 山葵的辣味具有强烈的刺激性，会使胃炎或消化性溃疡患者的病情加重。

2 山葵催泪、呛鼻，有眼疾者不宜食用。

提示 姜黄素能抗癌排毒，促进胃液分泌

咖喱

健肠有效成分
辣味香辛料

食疗功效
协助伤口愈合
预防阿尔茨海默病

- 别名：咖哩
- 性味：性温，味辛
- 营养成分：
  姜黄素、多酚类物质等

○ 适用者： 食欲不振者 　 **✗ 不适用者：** 出血性疾病患者、孕妇及胆结石患者

 ## 咖喱为什么能健肠排毒？

1 咖喱中所含的各类辣味香辛料，可以促使唾液及胃液分泌，加速胃肠蠕动，帮助开胃。

2 香辛料与胃液中的强酸结合后，有助于消毒杀菌，起到健肠排毒的作用。

咖喱主要营养成分

1 咖喱所含的姜黄素，可对抗癌细胞。

2 咖喱始于印度，传统观念中，印度人认为咖喱有消炎、抗老的作用。现代医学界也证实，咖喱可帮助伤口愈合、预防阿尔茨海默病。

3 咖喱中所含的鞣酸，是抗氧化的重要成分；而多酚类物质也具有抗氧化、降低心血管疾病发生概率的作用。

咖喱食疗效果

1 辛辣食物特别受亚热带居民的喜爱，因为其能帮助发汗、促进血液循环，而咖喱中的辣味香辛料便具有此特性。

2 姜黄素数千年来被用作药引，是一种源自古印度的具有多种特殊功效的神秘植物成分。现代研究指出，姜黄素对人体的确具有多种保健功效，可双重对抗人体自由基，在抑制自由基形成的同时，也能消除已形成的自由基。

咖喱食用方法

1 咖喱由多种香料调配而成，在印度菜、日本菜和泰国菜中皆很常见，且多作为肉类和米饭的佐酱。

2 咖喱中的香辛料可以发汗、促进血液循环，食用后，身体会有微热感。吃咖喱后，可喝杯冰凉的饮料，缓解舌头及身体的热感和辛辣感。

咖喱饮食宜忌

1 姜黄素会抑制血小板凝集，正在使用抗凝药物的人及患有出血性疾病者应谨慎食用。

2 姜黄素会刺激子宫及胆囊收缩，孕妇及胆结石患者不宜过量食用咖喱。

咖喱凉拌海蜇皮

清肠排毒 + 开胃润肠

■ 材料:

海蜇皮150克,姜3片,西芹、胡萝卜各50克

■ 调味料:

泰国酸辣咖喱酱3大匙,白糖2大匙,香油1小匙

■ 做法:

1 西芹洗净,去老皮,切斜片;海蜇皮洗净切丝,用80℃的热水汆烫,再浸泡于冷水中至完全泡发后沥干。

2 胡萝卜、姜洗净,去皮切丝,和西芹片、海蜇皮丝及所有调味料拌匀即可。

整肠排毒功效

酸辣的泰式咖喱非常开胃,并能促进胃肠蠕动,搭配低热量的海蜇皮和新鲜蔬菜,兼具润肠通便之效。

咖喱银耳烩鲜蔬

增强抵抗力 + 促进排毒

■ 材料:

干银耳10克,胡萝卜50克,西蓝花75克,四季豆30克

■ 调味料:

橄榄油1小匙,咖喱粉1大匙,脱脂鲜奶1杯,盐1/4小匙,白糖1/2小匙,水淀粉(淀粉、水各1匙)2小匙

■ 做法:

1 将干银耳洗净,泡水至软,去蒂切片。

2 将西蓝花洗净,切小朵;胡萝卜洗净,去皮切块;四季豆洗净,切段。

3 热油锅,炒香咖喱粉,加鲜奶煮匀,再加所有材料、盐和白糖,以中火煮5分钟。

4 起锅前用水淀粉勾芡即可。

整肠排毒功效

香辣可口的咖喱,光香味就令人口水直流,并能帮助体内排毒;西蓝花含丰富的维生素C,能增强人体抵抗力。

双椒咖喱茄子

帮助消化 + 促进血液循环

■ **材料：**

茄子300克，红辣椒10克，胡萝卜、青椒各30克，大蒜15克

■ **调味料：**

咖喱粉、橄榄油各1小匙

■ **做法：**

1　将所有材料洗净。胡萝卜去皮切花片；青椒去蒂和籽，切斜片；红辣椒切片；大蒜切碎；茄子切段备用。

2　热锅加橄榄油，爆香大蒜碎，放入胡萝卜片略炒，再放入茄子段拌炒。

3　加入适量水和咖喱粉煮沸，最后加入青椒片和红辣椒片煮熟即可。

整 肠 排 毒 功 效

咖喱中的香辛料除帮助发汗，促进血液循环外，亦能促进胃液分泌；茄子中的维生素P，可预防动脉硬化和高血压等心脑血管疾病。

整 肠 排 毒 功 效

咖喱具有促进消化、杀菌和增进食欲之效，与富含果胶的苹果一起烹调，能帮助清除肠道中的废物和毒素。

苹果咖喱

改善便秘 + 清肠排毒

■ **材料：**

苹果300克，洋葱20克，土豆、胡萝卜各40克，罗勒10克

■ **调味料：**

咖喱块1/4小块，橄榄油1小匙

■ **做法：**

1　将所有材料洗净。苹果切块；土豆去皮切块；胡萝卜切块；洋葱切片。

2　橄榄油入锅，爆香洋葱片，加苹果块、土豆块、胡萝卜块略炒。

3　加适量水及咖喱块煮匀，最后放上罗勒装饰即可。

姜

健肠有效成分
姜辣素

食疗功效
温肺暖胃
缓解感冒

- **别名：** 生姜
- **性味：** 性温，味辛
- **营养成分：**
  姜辣素、烟酸、硫氨素、维生素A、维生素C、叶酸、维生素B_2、膳食纤维、钠、钙、磷等

○ **适用者：** 产后妇女、感冒者　✗ **不适用者：** 过敏体质及肠胃敏感者

🍎 姜为什么能健肠排毒？

姜辣素可刺激血液循环，加速唾液、胃液和肠液分泌，增进食欲、促进消化、醒脾胃、温肺暖中。

😊 姜主要营养成分

1 姜中的姜辣素能刺激呼吸中枢和心脏，还具有抗癌功效，会在人体中产生超氧化物歧化酶。这是一种抗衰老物质，能抑制自由基对人体的危害，进而达到抗老化之效。

2 姜提取物中具有抗凝血成分，与阿司匹林作用相似；加上姜具有降低胆固醇的作用，可预防心肌梗死和脑梗死。

🐨 姜食疗效果

1 干姜性敛，可止腹泻；生姜性散，主降。《本草纲目》记载，姜可治心痛、疮癣初发、产后血痛、腹痛胎寒等。

2 中医认为，姜性温，味辛，可发汗、助消化、解毒、健胃、散寒、止呕祛痰、温中健脾、止咳止痛，适用于风寒感冒、咳嗽、呕吐、腹泻、腹胀等症状。

☀ 姜食用方法

1 姜可温经散寒。以姜汤加红糖服用，可改善产后妇女经冷瘀血、气血亏虚的症状，还可祛瘀血、营新血，对产妇的健康和体力恢复效果显著，是产妇不可或缺的食品。

2 姜性温，是天寒时的暖身佳品，可把姜煮成热汤饮用，具有暖胃醒脾的功效。

3 早晨食用姜有助健康，但姜性温，容易使人上火，不宜晚上吃，以免伤身。

🏥 姜饮食宜忌

姜具有刺激性，过敏体质及肠胃敏感者慎食。

姜炒花生肉丁

润肌美肤 + 预防肠癌

■ 材料：
小黄瓜1根，姜片适量，猪瘦肉、花生仁各60克

■ 调味料：
淀粉、酱油、食用油、盐各适量

■ 做法：

1 将所有材料洗净，小黄瓜切小块；猪瘦肉切丁，以酱油、盐、淀粉略腌。

2 油锅烧热，放入猪瘦肉丁与姜片快炒后取出。

3 以锅中余油炒香小黄瓜块与花生仁，加些清水，以大火快炒。

4 加入步骤2材料及酱油和盐，快炒至熟透起锅。

整 肠 排 毒 功 效

姜所含的姜黄素有排毒之效，能进行肠道清洁；花生富含脂肪，可滋润肠道，其丰富的膳食纤维能促进肠道蠕动。

姜丝双耳

稳定神经 + 帮助排毒

■ 材料：
新鲜黑木耳、泡发银耳各150克，干黄花菜40克，姜丝30克，辣椒30克

■ 调味料：
低钠盐、香油各1/2小匙

■ 做法：

1 将黑木耳、辣椒及银耳洗净，切细丝；干黄花菜洗净。上述材料全放入沸水中余烫。

2 炒菜锅内放香油，加入姜丝爆香。

3 再加入黑木耳丝、银耳丝、辣椒丝、黄花菜及调味料拌炒均匀即可。

整 肠 排 毒 功 效

姜可以提味，并能促进胃酸分泌，让肠道蠕动更活跃，进而促进排毒；黄花菜含钙和磷，能镇定神经，改善肠道紧张状态。

肉桂

健肠有效成分
肉桂醛

食疗功效
缓解肠道痉挛
改善糖尿病症状

- 别名：玉桂、桂皮

- 性味：性热，味辛、甘

- 营养成分：
  花青素、儿茶素、丁香酚、桂皮油、肉桂油、香豆素、桂皮酸钠、肉桂酸钠、肉桂醛

○ **适用者**：风湿痛及糖尿病患者　✗ **不适用者**：热病患者、阴虚火旺者、出血性疾病患者、孕妇

肉桂为什么能健肠排毒？

1 肉桂有助于促进血液循环，能改善风湿痛，对肠炎、消化不良、腹泻等病症，亦有舒缓作用。

2 肉桂中的肉桂醛是芳香性健胃祛风剂，可促进唾液及胃液分泌，缓和肠胃刺激，缓解消化道平滑肌痉挛，也能舒缓肠道痉挛性疼痛。

肉桂主要营养成分

1 肉桂含有挥发油，可缓和刺激，增强人体消化功能，并能帮助排除消化道中的胀气。

2 肉桂中的儿茶素能改善恶心、呕吐的症状；花青素对改善毛细血管渗透性相当有效；丁香酚则可抑制细菌与霉菌滋生。

3 肉桂对于肌肉关节疼痛与僵硬有舒缓作用，生理期女性食用肉桂可缓和不适感。肉桂还可以改善血液循环不良、手脚冰冷等症状。

肉桂食疗效果

1 据研究表明，肉桂具有帮助中枢神经血管和末梢血管扩张的功效，进而起到刺激血液循环的作用，还有抗凝血、抗菌、镇静镇痛等作用。

2 肉桂在人体内可发挥类似胰岛素的功效，进而调节血糖。实验证实，30名Ⅱ型糖尿病患者连续40天内服用肉桂的水溶性萃取物后，血糖、甘油三酯、总胆固醇、低密度胆固醇浓度均有显著降低。

肉桂选购和食用方法

肉桂为香料，通常直接选购肉桂粉即可，可直接以热水冲泡当作茶饮，或加入咖啡、汤、甜点中均可。

肉桂饮食宜忌

1 孕妇、阴虚火旺者、热病患者及假寒真热者，不宜食用肉桂。

2 肉桂性热，春、夏两季或天气炎热时需慎食。

酸奶肉桂烤红薯

缓解便秘＋排毒通肠

■ **材料：**
红薯2个，牛奶1/3杯，酸奶4大匙

■ **调味料：**
白糖1大匙，肉桂粉1小匙

■ **做法：**

1 将红薯洗净去皮，切成条。

2 将牛奶与适量水一起放入锅中，再把红薯条放入，煮到熟软后熄火。

3 取出红薯条装盘，撒上白糖与肉桂粉，放入烤箱中以180℃烤15分钟。

4 烤好，直接淋上酸奶即可。

整 肠 排 毒 功 效

肉桂作为甜点中的香料，既可提味，又可促进胃液分泌；红薯富含膳食纤维，能缓解便秘；酸奶则能清除肠道毒素。

苹果肉桂卷

降低胆固醇＋润肠通便

■ **材料：**
苹果300克，墨西哥饼皮2张，脱脂乳酪50克

■ **调味料：**
代糖2大匙，肉桂粉2小匙

■ **做法：**

1 将苹果洗净去皮，切片，加入调味料拌匀。

2 墨西哥饼皮上依次铺乳酪和苹果片，卷起。

3 最后放入烤箱，用180℃烤熟即可。

整 肠 排 毒 功 效

苹果和肉桂两者绝配，都具有促进体内排毒的效果。而苹果果皮富含果胶，可降低胆固醇，润肠通便。

肉类、海鲜

　　肉类及海鲜食品含有人体必需的多种营养成分，对人体发育十分重要。一般家畜、家禽类如猪肉、鸡肉等，含有部分油脂，可润滑肠胃，帮助排便顺畅，但应注意食用不宜过量，否则易造成身体负荷。

　　有些海鲜含一般食物中较少见的营养成分，如海参中的海参皂苷可抑制胃酸分泌过量及幽门螺杆菌生长，保护胃黏膜，抑制有害菌，预防便秘，提高免疫力；牡蛎中的精氨酸则有助于维持肠道细胞的正常功能，对人体及肠道的新陈代谢都相当有益。

提示 鱼油可润滑肠道，帮助排便顺畅

金枪鱼

健肠有效成分
鱼油

食疗功效
活化脑细胞
提高免疫力

- 别名：鲔鱼

- 性味：性平，味甘

- 营养成分：
  蛋白质、维生素A、B族维生素、维生素E、脂肪、
  DHA、EPA、钾、镁、铁、牛磺酸等

○ **适用者：** 发育中的儿童、血脂过高者　✗ **不适用者：** 孕妇

金枪鱼为什么能健肠排毒？

肠道干涩、肠道蠕动缓慢是引起便秘的主因。金枪鱼的鱼肉含有丰富的鱼油，能帮助润滑肠道，使体内粪便顺利排出，促进肠道排毒，改善长期便秘。

金枪鱼主要营养成分

1 金枪鱼中的牛磺酸是一种游离氨基酸，高含量的牛磺酸能调节细胞渗透压、预防胆结石形成，对调节神经冲动及其他生理功能也有助益，还可降低血糖、血脂、胆固醇，亦可帮助减重。

2 金枪鱼肉中的不饱和脂肪酸中含有丰富的EPA和DHA。EPA具有预防动脉硬化、促进血液循环、减少中性脂肪、增加高密度脂蛋白胆固醇的作用；DHA则可活化脑细胞、帮助修复视网膜、降低胆固醇等。

3 金枪鱼含维生素B_6及烟酸，可促进儿童发育；而丰富的钾能稳定神经、增强肌肉功能，并消除水肿。

金枪鱼食疗效果

1 金枪鱼的红肉富含铁，并含有维生素B_{12}，能预防贫血。

2 金枪鱼肉含有丰富的维生素A、维生素B_6、维生素E，可减缓更年期不适、保健肌肤，同时具有提高免疫力的功效。

3 金枪鱼的不饱和脂肪酸中，EPA和DHA含量在水产类中遥遥领先，能预防高胆固醇血症及血管硬化等疾病。

金枪鱼选购和食用方法

1 选购金枪鱼时，若鱼肉呈黄褐色或黑褐色，代表不够新鲜，不宜购买。

2 金枪鱼各个部位都有不同的营养价值，可依照口感喜好及营养需求做成不同菜肴。

3 金枪鱼中的EPA和DHA含量丰富，搭配含类胡萝卜素的黄绿色蔬菜，能活化脑细胞，预防癌症。

金枪鱼饮食宜忌

金枪鱼中可能含重金属，孕妇应少食。

黄瓜拌金枪鱼

清热解毒 + 提升免疫力

■ **材料：**

小黄瓜200克，金枪鱼70克

■ **调味料：**

熟白芝麻、白醋各2小匙，酱油1小匙，代糖1/2大匙，米酒1大匙，盐、胡椒粉各少许

■ **做法：**

1 将金枪鱼洗净，用盐、胡椒粉腌2分钟，烫熟备用。

2 将小黄瓜洗净，去皮，切片、略拍扁，与金枪鱼拌匀，盛盘备用。

3 将酱油、米酒、白醋、代糖和白芝麻拌匀。

4 将步骤3的调味料淋在步骤2的材料上即可，可依个人喜好点缀上香料。

整 肠 排 毒 功 效

小黄瓜具有清热利水、解毒消肿的功效，有助身体排毒；金枪鱼营养丰富且热量不高，含丰富的鱼油，可润泽肠道，预防便秘。

整 肠 排 毒 功 效

便秘会导致肠道不停吸收粪便中的毒素，影响肠道环境，而金枪鱼富含鱼油，能润滑肠道，刺激肠道蠕动，改善便秘。

梅白醋金枪鱼丁

改善便秘 + 整肠排毒

■ **材料：**

绿茶梅10颗，金枪鱼丁150克，小西红柿片、胡萝卜丝各50克，葱丝20克，洋葱丁30克

■ **调味料：**

梅白醋2小匙，白糖1大匙，盐1/4小匙

■ **做法：**

1 将所有材料洗净，金枪鱼丁氽烫，沥干，备用。

2 将所有调味料与绿茶梅一同放入锅中混匀加热，待凉即成酱汁。

3 将所有材料装盘，淋上步骤2的酱汁即可。

西蓝花炒金枪鱼

润肠通便 + 增加饱腹感

■ 材料：

金枪鱼150克，西蓝花80克

■ 调味料：

盐少许，胡椒粉1/6小匙，米酒1/2小匙，橄榄油1小匙

■ 做法：

1 将金枪鱼洗净，去皮去骨，切小片；西蓝花洗净切小朵，备用。

2 将金枪鱼片加米酒腌制10分钟，入锅煎熟。

3 热锅加油，将西蓝花放入炒至九分熟，再加入盐、胡椒粉和金枪鱼片，炒熟即可。

整 肠 排 毒 功 效

金枪鱼含有丰富的 ω−3脂肪酸、钠、蛋白质、维生素A、维生素C、铁，可促进脂肪代谢，降低血脂，改善肠道功能。

金枪鱼鲜汤

强肝解毒 + 保护肠壁

■ 材料：

金枪鱼块150克，葱段20克，姜片30克

■ 调味料：

米酒1小匙，胡椒粉1/2小匙，低钠盐1/4小匙

■ 做法：

1 用姜片熬汤。

2 将金枪鱼块洗净后，加入汤中熬煮。

3 起锅前，加入调味料和葱段略煮。

整 肠 排 毒 功 效

金枪鱼含丰富的甲硫氨酸及胱氨酸，能强化肝功能；牛磺酸可降低血压及血液中的胆固醇，防止肠道吸收过多有害物质。

海参

健肠有效成分
海参皂苷
维生素

食疗功效
保护胃黏膜
提高免疫力

- 别名：刺参
- 性味：性温，味甘、咸
- 营养成分：
维生素A、B族维生素、维生素D、维生素E、蛋白质、氨基酸、性多糖、海参素、海参皂苷、谷胱甘肽、硒、钴等

○ 适用者：一般人群、血糖偏高者　**✗ 不适用者：**腹泻者、脾胃虚寒者、老人

海参为什么能健肠排毒？

1 幽门螺杆菌是导致胃黏膜损伤的主要病菌。海参中的海参皂苷具有独特功效，可抑制胃酸分泌过量及幽门螺杆菌生长，进而保护胃黏膜。

2 海参含有许多胶原纤维组成的结缔组织，可去除体内的有害物质，有不错的排毒功效。

3 海参还可帮助乳酸菌和双歧杆菌大量增殖，进而抑制大肠杆菌、梭状芽孢杆菌及沙门氏菌等有害菌的生长，减少有毒物质的产生，改善肠道微生态环境，预防便秘，提高免疫力。

海参主要营养成分

1 俗语云："陆有人参，水有海参。"海参具有补肾、养血的作用，兼具营养价值和食疗价值。

2 现代营养学家指出，海参的特点是高蛋白、低糖、低脂肪、低胆固醇，还含有如胶原蛋白等其余特殊成分。

海参食疗效果

海参中的胶原蛋白具有生血养血、延缓人体衰老等功效，还可改善肌肤，除皱润肤，与中药的龟板胶、鹿角胶、阿胶相媲美。

海参食用方法

1 未经清洗加工的海参，口感较涩，许多人在烹调时加白醋，以去除涩味。但白醋的酸性会使胶原蛋白产生变化，促使蛋白质分子凝集和紧缩，反而使海参口感、味道及营养价值均大打折扣，应避免。

2 海参切碎熬粥，不仅营养方便，也能促进胃肠道对海参营养的充分吸收。

海参饮食宜忌

1 老人不宜多食海参，以免蛋白质摄取过多，加重肾脏负担。

2 海参性滑利，脾胃虚寒、经常腹泻者不宜多食。

大蒜海参粥

抑菌润肠 + 清除毒素

■ **材料：**
胚芽米、大蒜末各30克，胡萝卜片40克，海参片150克，荞麦、丝瓜片各50克，姜丝20克

■ **调味料：**
低钠盐、米酒各1/2小匙

■ **做法：**

1 将所有材料洗净，胚芽米泡水一晚。

2 煮沸一锅水，加入胚芽米及荞麦、大蒜末、丝瓜片熬煮熟烂。

3 再加入海参片、胡萝卜片、姜丝及所有调味料煮熟即可。

整肠排毒功效

　　海参皂苷可抑制致病菌生长；海参壁富含胶原蛋白，能强化肌肤保水功能，维持肠道湿润，减少废物堆积。

整肠排毒功效

　　酸性黏多糖是海参壁中的重要成分，具有抗肿瘤、提高身体免疫力、消炎消肿、减轻肠道负担之功效。

海参烩香菇

消肿解毒 + 提高免疫力

■ **材料：**
猪肉丝、葱末各10克，海参30克，鲜香菇40克，姜丝5克，白果适量

■ **调味料：**
米酒、酱油各1小匙，淀粉、盐、香油各少许，橄榄油2小匙

■ **做法：**

1 将海参泡水，泡发后洗净切片；将猪肉丝和米酒、酱油拌匀后，静置10分钟至入味，抹上一层淀粉；鲜香菇洗净切条；白果洗净备用。

2 热锅倒油，爆香葱末、姜丝，依次放入猪肉丝、海参片、鲜香菇条、白果烩炒。

3 最后放入盐和香油拌匀即可。

牡蛎

健肠有效成分	● 别名：蚵、蛎黄、蚝、海蛎子
精氨酸 碘	● 性味：性微寒，味咸、涩
食疗功效	● 营养成分：
维持肠道细胞功能	蛋白质、牛磺酸、DHA、钙、碘、锌、 维生素A、维生素B_1、维生素B_2、维生素B_6、维生素C等

○ **适用者**：贫血者、神经紧绷者　✗ **不适用者**：脾虚者、阳虚遗精者、痛风患者、高尿酸血症者

🍎 牡蛎为什么能健肠排毒？

1 牡蛎中的精氨酸有助于维持肠道细胞的功能。

2 牡蛎含碘，而碘是合成甲状腺素的主要成分，具有调节新陈代谢的作用。

😊 牡蛎主要营养成分

1 牡蛎低油、低胆固醇，所含碳水化合物主要为糖原，是人体活力的源泉。

2 日本人称牡蛎为"海洋之超米"，欧洲人则称之为"海洋的玛娜"（即上帝赐予的珍贵之物）或"海洋的牛奶"，皆由于其营养丰富。

3 其中的锌具有强精作用，亦可增强记忆力、促进伤口愈合；铁则能预防贫血。

🐨 牡蛎食疗效果

1 中医认为，牡蛎能滋阴养血，进而使肌肤细致，改善肤质。近年来，医学研究发现，牡蛎肉的萃取物具有抗癌、抗忧郁症等作用。

2 牡蛎中的精氨酸能促进细胞的繁殖与生长，进而促进伤口愈合、提高人体免疫力。

3 牡蛎中的EPA及DHA可降血脂、降血压、预防心脏病及中风，并作为脑神经生长发育的必需营养成分；维生素B_6可帮助氨基酸的分解与合成；维生素B_{12}则有助于红细胞再生，改善恶性贫血。

4 牡蛎有安神、镇静及舒缓情绪的作用，中医常用来治疗心神不宁、惊悸怔忡、失眠多梦等症。

☀ 牡蛎食用方法

1 烹调牡蛎前，先撒上少许豆粉，揉搓后以清水冲洗。

2 牡蛎可单食，也可与其他食材搭配，制成热炒、冷盘，或制成汤品、火锅、馅料等。

3 牡蛎肉质较细嫩，烹调时若过度加热，肉质会变硬、体积缩小，影响口感，因此烹调时间不宜过长。

🍽 牡蛎饮食宜忌

1 脾虚、阳虚遗精之人，不宜食用过量。

2 牡蛎的嘌呤含量高，会增高血液中的尿酸浓度，导致痛风发作，因此痛风患者或高尿酸血症患者不宜食用。

樱花虾牡蛎焗饭

抗衰老＋解毒

■ 材料：

米饭2碗，牡蛎60克，乳酪丝2克，樱花虾、柴鱼片、海苔丝各1克

■ 调味料：

盐1/2小匙

■ 做法：

1 将牡蛎洗净，放入沸水中余烫1分钟，捞起沥干备用。

2 米饭放进焗烤盘中，摆上牡蛎，铺上乳酪丝，放入烤箱以180℃烤8分钟。

3 取出烤盘，撒上洗净的樱花虾、柴鱼片、海苔丝即可。

整 肠 排 毒 功 效

牡蛎含多种营养成分，有防止动脉硬化、抗血栓及抗衰老、防止肠道功能老化的作用；其中的牛磺酸还有解毒、抗肿瘤的作用。

焗烤牡蛎

补充营养＋修复肠道

■ 材料：

带壳牡蛎6个，大蒜1瓣，低脂乳酪2片

■ 调味料：

白酒2大匙，柠檬汁1小匙，意大利香料粉1/4小匙

■ 做法：

1 将带壳牡蛎收拾干净；大蒜洗净切末。

2 白酒和乳酪片以微波炉加热20～30秒，待乳酪片软化后，加入大蒜末和意大利香料粉调匀，成乳酪酱。

3 烤箱以200℃预热，将乳酪酱铺在牡蛎上，然后放入烤箱下层，烤12分钟。

4 食用前滴上柠檬汁即可。

整 肠 排 毒 功 效

牡蛎的营养极为丰富，含有8种人体必需氨基酸，能为人体补充营养；另外，还含有矿物质锌，能修复肠道受损的细胞。

提示 适量食用，可滋润肠道

猪肉

健肠有效成分
油脂

食疗功效
滋阴润燥
补虚强身

- 别名：豚肉
- 性味：性平，味甘、咸
- 营养成分：
  烟酸、蛋白质、铁、钙、磷、锌、维生素A、维生素D、维生素E、维生素K等

○ 适用者：病后或产后女性、发育中的儿童　✕ 不适用者：高血压患者、高胆固醇血症者

猪肉为什么能健肠排毒？

吃猪肉时，宜将瘦肉与肥肉混合食用，因适量摄取油脂可帮助润滑肠道，改善新陈代谢，使排便通畅，及时清除体内垃圾。

猪肉主要营养成分

1 猪肉含有丰富的蛋白质，质与量相当均衡，可媲美蛋类及牛奶食品中的蛋白质，是一种完全蛋白质，可供应人体生长发育所需养分。

2 其完全蛋白质含有人体所需的氨基酸，且猪肉中氨基酸的构成比例与人体实际需要相近，易被人体充分吸收和利用，属于优质蛋白质，营养价值很高。

猪肉食疗效果

1 瘦肉中的血红蛋白具有补铁作用，可预防、改善贫血。

2 猪肉具有滋阴润燥、补虚强身、丰肌泽肤等作用，是病后体质虚弱、产后血虚、面黄羸瘦者的滋补良品。

3 猪肉还具有利二便、滋肝阴和止消渴等作用。

猪肉食用方法

1 营养专家指出："吃肉不加蒜，营养减一半。"猪肉虽含有丰富的维生素B$_1$，但这种维生素在人体内的停留时间很短且不稳定。若与大蒜一起食用，维生素B$_1$可结合蒜素，由水溶性转变为脂溶性，增强被人体吸收利用的效果。

2 猪肉可作主食，也可炒菜、炒饭或炒面，烹调方式相当多样。

猪肉饮食宜忌

胆固醇是造成血栓和结石的主要成分，猪肉为高胆固醇食物，摄取过多容易增高高血压的发生率，导致动脉硬化。所以，高血压和高胆固醇血症者应少吃。

芦笋肉卷

抗氧化＋防癌降压

■ 材料：

猪肉8片，胡萝卜1根，乳酪棒、芦笋各8根

■ 调味料：

低脂沙拉酱1大匙，食用油适量

■ 做法：

1 将胡萝卜洗净去皮，剖成8根长条，和洗净的芦笋放入沸水中汆烫后沥干。

2 取一片猪肉，放上乳酪棒、芦笋、胡萝卜条后卷起。

3 依照步骤2，逐一制作完成8个猪肉卷。

4 热锅放油，将猪肉卷煎熟即可，搭配低脂沙拉酱食用。

整 肠 排 毒 功 效

猪肉中丰富的B族维生素，可以加速体内的新陈代谢；芦笋则具有抗氧化、促进肠道蠕动之效，同时可以利尿、消水肿。

青白双豆瘦肉汤

润肤美颜＋改善消化功能

■ 材料：

豆腐、猪肉片各150克，豌豆角100克，姜末5克

■ 调味料：

米酒2大匙，酱油1大匙，味醂2大匙

■ 做法：

1 将豌豆角去老茎，冲洗干净；豆腐洗净切块。

2 汤锅加入适量水煮沸，加入调味料、猪肉片与姜末煮熟。

3 放入豆腐块煮至入味，再放入豌豆角煮约7分钟即可。

整 肠 排 毒 功 效

猪肉中的油脂可以润滑肠道，帮助排便；豆腐中大量的大豆异黄酮能保护肠道细胞免受自由基损害。

鸡肉

健肠有效成分
油脂

食疗功效
养血益气
温补脾胃

● **别名**：家鸡肉

● **性味**：性温，味甘

● **营养成分**：
蛋白质、钙、磷、铁、氨基酸、脂肪、
维生素A、维生素B_2、维生素B_6、维生素B_{12}、维生素D、维生素K等

○ **适用者**：一般人群、体虚病弱者 ✗ **不适用者**：胃溃疡患者、胃酸过多者

鸡肉为什么能健肠排毒？

鸡肉富含的蛋白质是人体多种消化酶的来源，酶有促进食物的消化、吸收、利用的作用。

鸡肉主要营养成分

1 鸡肉的蛋白质含量比同克数的猪肉、鸭肉、羊肉、鹅肉高，脂肪含量却较低，对身体不会产生较大负担，是老弱病患者的良好滋补品。

2 鸡肉各部位皆有其营养价值，如鸡腿肉富含铁质，可改善贫血症状；鸡胸肉的B族维生素含量较高，具有缓解疲劳、保护皮肤的功效；鸡翅则含有丰富的胶原蛋白，能强化血管功能。

鸡肉食疗效果

1 鸡肉性温，味甘，能温中补脾、益气养血。《本草纲目》记载，鸡肉"补中益气，甚益人，炙食尤美"。

2 营养不良、乏力疲劳、畏寒怕冷、贫

血、虚弱、经期不顺者，食用鸡肉能有所改善，因鸡肉具有健脾胃、强筋骨、活血脉的功效。

3 鸡肉含有牛磺酸，能增强人体免疫力，具有促进消化的功能。

鸡肉选购、保存和食用方法

1 选购鸡肉应以肉质结实、鸡冠呈淡红色、毛孔突出、粉嫩光泽、软骨白净为指标；烹调时，需全熟才可食用。

2 鸡肉买回来后，应冷藏于2~4℃的冷藏库中，并应尽快食用完毕。若无法短时间内吃完，则应置于冷冻库中保鲜。

3 鸡肉的肉质细嫩，营养丰富，热炒、炖汤皆宜，也是较适合冷食凉拌的肉类。

鸡肉饮食宜忌

1 鸡皮上的脂肪含量尤其高，心血管疾病患者应忌食。

2 胃溃疡、胃酸分泌过多、胆囊炎和胆结石的患者避免过量食用。

苹果炒鸡肉

清除毒素 + 改善便秘

■ **材料：**
鸡肉200克，大蒜末10克，苹果2个，黄椒50克

■ **调味料：**
盐1/2 小匙，白糖1小匙，香油适量，橄榄油1大匙

■ **腌料：**
柠檬汁、酱油、米酒各1大匙

■ **做法：**

1 将鸡肉洗净切条，以腌料腌制20分钟；黄椒洗净切块；苹果洗净去皮，切块备用。

2 热锅放橄榄油，爆香大蒜末，放入鸡肉条炒至八成熟，接着放入苹果块、黄椒块拌炒。

3 起锅前放入其余调味料拌匀即可。

整 肠 排 毒 功 效

苹果中的可溶性膳食纤维可吸附肠道中的重金属，使其从粪便排出；鸡肉容易为人体吸收，不刺激肠道。

南瓜蒸鸡

高纤降糖 + 增强体力

■ **材料：**
南瓜200克，鸡肉100克

■ **调味料：**
蔬菜高汤1杯，味醂1/2大匙，米酒、代糖各1大匙，低盐酱油2小匙

■ **做法：**

1 将南瓜洗净，去皮去籽，切小块；鸡肉洗净切块。

2 鸡肉块用调味料腌制5分钟。

3 最后加南瓜块拌匀，用蒸锅蒸熟即可。

整 肠 排 毒 功 效

鸡肉中蛋白质、B族维生素的含量丰富，又属于低脂肪食物，易被人体消化、吸收，对肠道无负担，是优良的肉类来源。

顺畅饮品类

　　许多饮品不仅可以生津解渴，对人体保健也相当有益，如乳酸饮料、酸奶中含有乳酸菌等有益菌，能帮助胃肠蠕动，改善肠道功能。但选购时应注意其有益菌含量是否达到标准，有益菌含量不足的乳酸饮料对人体帮助有限。

　　茶叶被用来养生保健由来已久，其中含有的儿茶素能预防胃肠道疾病；作为调味料之一的醋则可促进唾液和胃液的分泌，改善食欲不振、便秘等症状。需要注意的是，一些饮品所含成分特殊，不适合特定人群饮用。

提示 乳酸菌能有效增加肠道有益菌数量

乳酸饮料

提示 乳酸菌能有效增加肠道有益菌数量

健肠有效成分
乳酸菌

食疗功效
改善便秘 抗癌抗老

● 别名：乳酸菌饮料

● 性味：性平，味甘、酸

● 营养成分：
维生素B$_1$、钙、蛋白质、维生素B$_2$、镁、
脂肪、烟酸、铁、碳水化合物等

○ **适用者：** 对牛奶过敏者、长期便秘者　✗ **不适用者：** 老人

乳酸饮料为什么能健肠排毒？

1 乳酸饮料是一种含乳型饮料，由鲜奶或奶粉加入一定比例的酸味剂、水、糖、乳酸菌等配制而成，味道酸甜适口。乳酸菌进入人体后，可增加肠道有益菌数量，帮助消化，改善便秘。

2 乳酸菌将乳糖分解为乳酸后，能抑制肠道内有害菌的生长及其他有害物质的产生，维持肠道内菌群平衡，达到抗癌、保健、抗衰老等功效。

3 定期补充乳酸菌，会使肠道内环境维持于正常状态，进而刺激肠道蠕动，帮助排便顺畅。

乳酸饮料主要营养成分

1 乳酸菌会对牛奶中的蛋白质进行分解，使其成为小分子的氨基酸，最后成为一种微细的凝乳，容易被人体消化、吸收，同时提高了磷、钙、铁的营养价值。

2 乳酸菌会将乳糖分解为半乳糖，有助于儿童脑细胞及神经系统的发育，也可被一些缺乏乳糖酶或容易因喝鲜奶而腹胀、腹泻的乳糖不耐受症者所吸收。

乳酸饮料食疗效果

1 乳酸饮料中的胆碱含量高，因此可帮助降低胆固醇。

2 喝加了乳酸菌的乳酸饮料，在消暑、解渴的同时，还能帮助改善肠道内环境。

3 早餐前，空腹饮用乳酸饮料，可以有效刺激胃肠蠕动，帮助清理肠胃，达到整肠之效。

乳酸饮料选购和食用方法

1 每1毫升发酵乳中的乳酸菌含量应达到100万个以上，因为这样对人体才有实质作用。选购乳酸饮料时，应注意其乳酸菌数量是否达到合格标准。

2 很多商家会在售卖快餐时附上一瓶乳酸饮料，因为乳酸菌可以增加肠道内有益菌繁殖，帮助消化，适合餐后饮用。

乳酸饮料饮食宜忌

许多乳酸饮料添加太多糖以增加口感，导致热量过高，即使能够整肠健胃，喝太多也会造成身体负担，引起副作用。

酸奶

健肠有效成分
活性乳酸菌

食疗功效
延年益寿
降低高血压

- 别名：发酵乳

- 性味：性平，味甘、酸

- 营养成分：
蛋白质、钙、磷、钾、乳糖、乳酸菌、维生素A、B族维生素、维生素D等

○ **适用者：** 便秘者、腹泻者　✗ **不适用者：** 糖尿病患者、动脉粥样硬化患者

酸奶为什么能健肠排毒？

1 酸奶含有大量活性菌，可以改善乳糖不耐受症、腹泻、肠炎、便秘、幽门螺杆菌感染等，使肠道内环境更佳，还可以提高人体免疫力。

2 酸奶所含的乳酸菌可促进胃肠蠕动，帮助消化，促进新陈代谢，改善因长期便秘引起的毒素堆积与黑斑。

3 酸奶为弱碱性饮品，经常饮用可帮助调节体内酸碱平衡，使有益菌顺利生长，常保肠道健康。

酸奶主要营养成分

1 酸奶在法国被称为"长寿牛奶"；在一些国家的古老传说里，酸奶被称为"先知的饮料"，因其先人都曾因为长期食用含酸奶的食物而高寿。由此可知，酸奶对人体健康的益处在很久以前便已备受肯定。

2 酸奶含有充足的钙、维生素D等营养成分，是用以预防、改善骨质疏松的关键。

3 酸奶由纯鲜奶制成，没有其他不良添加物，原味酸奶除了食用，还可用在护肤保养上。酸奶可软化角质层，促进老废角质剥落，使肌肤柔嫩有弹性。

4 酸奶可滋润肌肤，改善皮肤因干燥而产生的脱皮现象；酸奶中的维生素与蛋白质容易被肌肤吸收，达到保湿效果，可淡化黑斑、改善肤色暗沉；长期使用，还可收缩毛孔，使肌肤白皙细致，是一种天然的保养品。

酸奶食疗效果

1 研究发现，每天饮用2～3份或更多酸奶的人，高血压的发病率比其他完全不喝酸奶的人降低约50%。

2 乳酸菌能帮助肠道抑制病菌滋生，促进有益菌生长，维持健康的肠道内环境，缩短粪便停留在肠道的时间，使排便顺畅，避免宿便堆积。

3 糖尿病女性患者容易出现慢性酵母菌感染，每天饮用200毫升酸奶，可调节阴道酸碱平衡，并降低阴道感染率。

酸奶选购、保存和食用方法

1 活性菌含量是酸奶保健人体的关键，选购时应注意产品标明的有益菌数。

2 酸奶的保存温度在10～12℃，口感最佳，而在夏季的最佳饮用温度可适当降低至7～10℃。

3 饭后1～2小时后，为喝酸奶的最佳时机。

4 有些酸奶含糖量颇高，容易造成热量过高，喜欢甜食者不妨选择使用代糖产品，以免造成身体负荷。

酸奶饮食宜忌

1 胃肠功能欠佳者喝酸奶容易导致胃酸过多，刺激胃黏膜，破坏人体内电解质平衡，并容易造成食欲不振。

2 动脉粥样硬化、胆囊炎、糖尿病和胰腺炎患者若喝含糖的全脂酸奶，容易加重病情。

3 空腹时胃内酸度较高，乳酸菌会被胃酸杀灭，大大减弱其保健作用。

4 酸奶不宜和红霉素、氯霉素、磺胺类药物同时服用。

幸福香蕉酸奶

促进代谢 + 帮助排便

■ **材料：**
香蕉1根，酸奶1杯

■ **做法：**
1 将香蕉去皮，去除细丝，切成片状。

2 将香蕉片放入盘中。

3 将酸奶全部倒在香蕉片上，充分搅拌即可。

 整 肠 排 毒 功 效

香蕉含有充分的果胶，能提供身体饱腹感，同时促进新陈代谢，使排泄功能畅通；酸奶中的乳酸菌能有效促进肠道蠕动，帮助排便。

核桃酸奶沙拉

滋润肠道＋高纤排毒

■ 材料：

西芹45克，苹果1个，葡萄干1大匙，核桃仁25克，酸奶2大匙

■ 做法：

1 将西芹洗净去老皮，切小段。

2 将苹果洗净去皮，切小块。

3 将洗净的核桃仁、苹果块、西芹段放入大碗中，淋上酸奶，撒上葡萄干即可。

整 肠 排 毒 功 效

芹菜含膳食纤维，能促进肠道蠕动；苹果的果胶能帮助通便；核桃具有滋润肠道之效；酸奶能帮助增加肠道有益菌。

整 肠 排 毒 功 效

酸奶中的有益菌能调节肠道菌群平衡，缩短肠道中有毒物质的停留时间，同时有健胃整肠、助消化、改善便秘的作用。

酸奶水果沙拉

健胃整肠＋帮助消化

■ 材料：

猕猴桃、苹果、火龙果各1个，柠檬1/2个

■ 调味料：

酸奶250毫升，枫糖1/2小匙

■ 做法：

1 将猕猴桃、苹果、火龙果洗净后，去皮切丁，装碗备用。

2 柠檬榨汁，和酸奶、枫糖搅拌均匀。

3 淋在步骤1的材料上即可。

酸奶西红柿汁

清肠纤体 + 缓解便秘

■ **材料:**
西红柿1个, 原味酸奶180毫升

■ **调味料:**
蜂蜜1小匙

■ **做法:**

1 将西红柿去蒂洗净切块, 放入果汁机中打成汁。

2 在西红柿汁中倒入酸奶, 并加入蜂蜜拌匀即可。

整 肠 排 毒 功 效

西红柿的果胶纤维能吸附肠道毒素, 发挥清肠效果; 酸奶能调整肠道功能, 维持肠道微生态平衡; 蜂蜜能促进肠道有益菌生长。

整 肠 排 毒 功 效

葡萄加上酸奶, 可增进食欲, 促进胃肠蠕动, 加速排出积存在体内的废物, 并具有增强免疫力、预防感冒、补血养气的功效。

葡萄酸奶

整肠健胃 + 补血养颜

■ **材料:**
葡萄300克, 原味酸奶200毫升, 薄荷叶适量

■ **调味料:**
蜂蜜1/2小匙

■ **做法:**

1 将葡萄洗净去蒂头, 和原味酸奶一并放入果汁机中, 高速充分搅拌均匀。

2 将搅拌好的材料倒入滤网滤渣后, 加蜂蜜拌匀, 撒上薄荷叶即可。

提示 儿茶素可抑制与胃肠道疾病相关的细菌

茶

健肠有效成分
儿茶素、茶黄素

食疗功效
消除便秘
降血压、血脂

- 别名：茗
- 性味：（绿茶）性寒，味甘
- 营养成分：
  茶碱、咖啡因、B族维生素、芳香油、氨基酸、儿茶素、微量矿物质等

○ **适用者：** 一般人群　✗ **不适用者：** 肾病患者、糖尿病患者、高血压患者及孕妇

🍎 茶为什么能健肠排毒？

1 人体肠道中有100种以上的肠内细菌，茶叶中的儿茶素可抑制与胃肠道疾病相关的细菌，减少有害菌的数量；还可增加粪便中的有机酸，降低其pH值及恶臭物质，改善排便恶臭的问题，且不影响有益菌繁殖，具有整肠功能。

2 茶叶中的儿茶素和茶黄素等多酚类物质能与病毒蛋白质结合，用以降低病毒活性，起到抑制葡萄球菌、大肠杆菌及病毒等作用。

3 绿茶能有效去除体内油脂，清除肠道中的宿便，使便秘问题得到改善。

⚙ 茶的主要营养成分

1 茶叶富含蛋白质，且必需氨基酸的组成相对来说更加齐全。

2 茶叶中的儿茶素是一种强而有效的抗氧化剂，能清除人体内多余的自由基。

📷 茶的食疗效果

1 茶叶被人们视为延年益寿的饮品由来已久，其保健作用备受肯定。

2 其维生素C、茶多酚具有降血压、血脂及改善血管功能的作用。

3 茶多酚具有明显的抗癌功效，茶叶水浸出物能抑制亚硝胺的合成。许多可靠的研究表示，茶叶预防癌症。

☀ 茶的饮用方法

1 水温高低、浸泡时间长短，都会影响茶的口感与营养价值。一般而言，泡茶水温为90～100℃时，宜浸泡约3分钟。

2 茶叶含有咖啡因，可提神醒脑，但咖啡因具有兴奋中枢神经的作用，过度饮用会对人体造成伤害。唯花草茶本身不含咖啡因，饮用较多也无妨。

3 喝茶时要尽量趁热喝，因为茶水的温度降低后，容易出现单宁的涩味，而使茶带苦味。

🛎 茶的饮食宜忌

肾病、高血压、糖尿病患者及孕妇饮用茶时要特别小心，最好先咨询医生的意见再饮用。

西红柿绿茶

防癌抑菌 + 排毒瘦身

■ **材料：**

西红柿150克，绿茶2克

■ **调味料：**

盐适量

■ **做法：**

1 将西红柿洗净，用沸水汆烫，去皮，再捣碎备用。

2 在绿茶中加入西红柿碎末，混合均匀倒入汤锅内。

3 加入约400毫升开水，煮沸后加盐调味即可。

整 肠 排 毒 功 效

绿茶可帮助消化、排泄，富含多酚类物质，可有效抑制大肠杆菌和癌细胞生长；西红柿具有抗氧化作用，亦可防癌、抗老化。

丝瓜清茶

润滑肠道 + 帮助排便

■ **材料：**

丝瓜30克，绿茶5克

■ **调味料：**

盐2克

■ **做法：**

1 将丝瓜洗净后去皮，切片，入锅加水煮熟后，加入适量盐调味。

2 加入绿茶拌匀即可。

整 肠 排 毒 功 效

绿茶能有效去除体内油脂，清除肠道宿便，改善便秘；丝瓜中的黏液质、木质素能帮助润滑肠道，保护肠黏膜。

核桃绿茶饮

滋润肠道＋高纤通便

■ 材料：
核桃仁25克，绿茶5克

■ 调味料：
白糖2小匙

■ 做法：

1 将核桃仁磨成碎粒，备用。取杯放绿茶，冲入开水，冲泡成茶汤。

2 在茶汤中加入白糖与核桃仁碎粒，搅拌后即可饮用。

整 肠 排 毒 功 效

　　核桃具有温和的润肠作用，它的脂肪酸成分能有效滋润肠道；绿茶能促进排便顺畅，清除宿便。

整 肠 排 毒 功 效

　　绿茶的解毒功效颇佳，能分解肠道中的毒素，并将之排出体外；菊花中铁、锌、铜、硒等微量元素能维持肠胃正常功能。

菊槐绿茶

平肝降压＋促进新陈代谢

■ 材料：
槐花6克，绿茶6克，菊花6克

■ 调味料：
蜂蜜2小匙

■ 做法：

1 汤锅加入适量水煮沸后熄火，然后放入槐花、绿茶、菊花泡2分钟。

2 过滤，取汤汁，加入蜂蜜调味即可。

提示 醋酸能抑菌杀菌，有效预防肠道疾病

醋

健肠有效成分
有机酸

食疗功效
改善便秘
促进消化

- 别名：酢、醯、苦酒

- 性味：性温，味酸

- 营养成分：
醋酸、氨基酸、碳水化合物、磷酸、
铜、钙、有机酸、维生素B_1、维生素B_2等

○ **适用者：食欲不佳者** ✕ **不适用者：胃溃疡和胃酸过多者**

醋为什么能健肠排毒？

1 醋中的有机酸，具有促进消化液分泌的
能力，能够帮助消化、代谢糖类，增进
食欲。

2 柠檬酸是醋的成分之一，能调节胃肠功
能，使其代谢正常，并强化蠕动功能，
防止便秘。

3 醋酸可抑菌和杀菌，进而有效预防肠道
疾病。

醋的主要营养成分

1 醋能防止食物在加热过程中维生素C的
流失，还可加速烹饪食材中钙质的析
出，使人体更容易吸收。

2 醋对皮肤、头发具有保护作用，中国古
代医学典籍就有以醋入药的记载，认为
醋对降压、生发、美容、减重都有良好
的功效。

醋的食疗效果

1 醋可降低胆固醇、软化血管，对心脑血管
疾病患者有诸多益处。

2 醋可促进睡眠，消除疲劳，还可减轻晕
车、晕船等不适症状。

3 中医认为，醋能"消痈肿、散水气、杀
邪毒、理诸药"。醋性温，味酸，入
肝、胃经，主治产后血晕、黄汗、黄
疸、便血、衄血、吐血、痈疽疮肿等。

4 醋可解鱼肉菜肴中的毒素，具有解毒、
止血、散瘀、杀虫等功效。

醋的食用方法

1 醋主要作为烹调中的调味料，做菜时，
加醋的最佳时机在始末，即食材入锅后
马上加醋或菜肴出锅前加醋，前者应加
多些，后者则加少些。

2 醋可去腥解腻，烹调如海鲜、动物内
脏等食材，可以加醋以消除腥臭和异
味；一些腥臭较重的食材，可提前以醋
浸渍。

醋的饮食宜忌

1 脾胃湿盛、外感初起者忌用醋。

2 胃溃疡、胃酸分泌过多者不宜食醋。

醋泡花生

润肠通便 + 帮助消化

■ 材料：
花生仁180克

■ 调味料：
米醋100毫升

■ 做法：
1 将花生仁洗净，晾干。
2 将米醋倒入空罐，再倒入花生仁浸泡。
3 浸泡7天后即可。

整 肠 排 毒 功 效

　　花生含油脂，能润滑肠道；醋能促进肠道蠕动。每天食用此道料理，将有助于润肠通便，有效舒缓便秘。

整 肠 排 毒 功 效

　　莲藕含有黏液蛋白，能促进脂肪消化，富含的膳食纤维可帮助胃肠蠕动；醋酸能促进肠道代谢，也能改善食欲不振的症状。

酸甜莲藕

促进代谢 + 增进食欲

■ 材料：
新鲜莲藕2节，花生仁碎10克

■ 调味料：
白醋、盐、白糖各适量

■ 做法：
1 将莲藕洗净去皮，切薄片。
2 将莲藕片放入沸水中浸泡2次后取出。
3 混匀所有调味料，再将莲藕片放入浸泡。
4 一段时间后捞出盛盘，撒上花生仁碎即可。

醋拌荞麦凉面

促进肠道蠕动＋强健血管

■ **材料：**
荞麦面200克，姜末、芝麻粉各1小匙

■ **调味料：**
苹果醋3大匙，酱油2小匙，白糖、香油各1小匙，胡椒粉少许

■ **做法：**

1 将所有调味料拌匀。

2 将荞麦面放入沸水中煮熟，沥干后盛盘。

3 将步骤1的调味料淋在荞麦面上，撒上芝麻粉与姜末即可。

整肠排毒功效

　　荞麦含丰富的维生素P，有助于强健血管，烟酸能促进肠道消化；苹果醋能促进肠道蠕动；芝麻粉则有助于润肠通便。

葡萄柚粉丝冷盘

爽口开胃＋改善便秘

■ **材料：**
葡萄柚300克，粉丝1/2卷

■ **调味料：**
葡萄醋1大匙，橄榄油1小匙，盐1/2小匙，胡椒1/4小匙

■ **做法：**

1 将葡萄柚去皮、去籽，切小块。

2 粉丝泡水至软后，切成长段状。

3 将葡萄柚果肉与粉丝段混合，加入橄榄油、葡萄醋搅拌，以盐与胡椒调味即可。

整肠排毒功效

　　葡萄柚加入粉丝，以橄榄油与葡萄醋调味，滋味爽口，有助于增进食欲，还能促进肠胃分泌消化液，帮助消化。

蜂蜜

健肠有效成分
低聚糖

食疗功效
调整肠胃
改善胃溃疡

- 别名：蜂糖、沙蜜
- 性味：性平，味甘
- 营养成分：
  葡萄糖、蛋白质、低聚糖、
  维生素E、钾、铁、类黄酮、氨基酸等

○ **适用者：** 贫血及失眠者　✗ **不适用者：** 糖尿病患者、1岁以下婴儿

蜂蜜为什么能健肠排毒？

1 实验证明，饭前1小时食用蜂蜜，可抑制胃酸过度分泌；而在食用蜂蜜后马上进食，又能刺激胃酸分泌。蜂蜜在温热溶液中能稀释胃液，降低其酸度；冷的溶液则能提高胃液酸度，促进胃肠道蠕动。故蜂蜜对胃液的酸度具有双向调节作用，而食用蜂蜜的时间及温度是其影响的关键。

2 蜂蜜能润滑肠胃，调节肠胃功能，改善便秘，尤其是热病后津伤便秘者、老人和孕妇等习惯性便秘者的良方。

蜂蜜主要营养成分

蜂蜜的主要成分是葡萄糖和果糖，不低于60%；此外还含有水分、蔗糖、糊清和非糖物质、矿物质、有机酸以及少量的酵素、芳香物质和维生素等。蜜源植物品种不同，蜂蜜的成分也不一样。

蜂蜜食疗效果

1 蜂蜜可用于缓解咳嗽和口腔炎症，还可作为外用药，具有促进伤口愈合、改善溃疡等作用。

2 蜂蜜可改善胃溃疡、胃穿孔、十二指肠溃疡、消化不良及慢性胃炎等疾病。

3 蜂蜜可润肠，帮助排便，减少肠道吸收毒素的机会。若有因肠燥导致的便秘，食用蜂蜜可缓解。

蜂蜜保存和食用方法

1 蜂蜜的保存方式很简单，无须冷藏，只要注意不要让水或杂质渗入，可存放多年不变质。

2 蜂蜜加热后不会产生毒素，因此可用于烘焙、热饮，但高温会破坏部分营养成分。

3 果糖是蜂蜜的主要成分之一，其甜味在高温时不易察觉，在热饮中添加蜂蜜时应注意，以免不小心添加过量。

蜂蜜饮食宜忌

糖尿病患者不宜食用蜂蜜。

蜂蜜葡萄酱

润肺解毒＋预防便秘

■ **材料：**
新鲜葡萄汁400毫升

■ **调味料：**
蜂蜜100克

■ **做法：**

1 将葡萄汁倒入锅中，以小火熬煮。
2 待葡萄汁呈现浓稠状时，加蜂蜜一起熬煮，煮沸后熄火即可。

整 肠 排 毒 功 效

葡萄中的膳食纤维能代谢肠道毒素；蜂蜜能增加肠道中的有益菌，使肠道代谢正常。每天早晚各食用1次，能改善便秘症状。

整 肠 排 毒 功 效

蜂蜜可以润肠通便，调节肠胃功能；葡萄柚富含的膳食纤维能代谢肠道毒素，消除面疱。

蜂蜜葡萄柚汁

消除面疱＋高纤排毒

■ **材料：**
葡萄柚2个

■ **调味料：**
蜂蜜4大匙

■ **做法：**

1 将葡萄柚去皮切块，放入果汁机中。
2 加入蜂蜜一起打成果汁即可。

养生中药材

　　中医历史悠久，经过代代相传与不断研究、革新后，知识体系已臻成熟。

　　许多中药材含有特殊成分，对于治疗各种疾病有显著的效果。如甘草所含的甘草黄酮能治疗消化性溃疡；佛手特殊的香气和成分具有镇静安神的功效，能舒缓紧张、焦虑的情绪；人参所含的人参皂苷不仅可对抗多种疾病，还可延年益寿，是自古以来广为人知的养生珍品。

　　需特别注意的是，有些中药对抗疾病的功效良好，但不适合身强体壮者食用，服用前最好请教专业医师。

山楂

健肠有效成分
有机酸

食疗功效
降低血脂
抑制肿瘤

- 别名：山里红、红果

- 性味：性微温，味酸、甘

- 营养成分：
  蛋白质、胡萝卜素、B族维生素、维生素C、
  钙、磷、铁、有机酸、鞣质、类黄酮、苷类、胆碱等

○ 适用者：一般人群、消化不良者　✗ 不适用者：糖尿病患者、十二指肠溃疡患者、胃酸分泌过多者及孕妇等

🍎 山楂为什么能健肠排毒？

1 山楂酸等多种有机酸成分，能增强胃中酶的作用，帮助消化肉类、降低胆固醇。吃肉类或油腻食物后容易感到饱胀的人，可吃适量山楂帮助消化。

2 自古以来，山楂就被作为消食化滞、健脾开胃、活血化瘀的良品，很多助消化的中药方中都会加入山楂。

3 山楂可促进胆汁及胃液分泌。

😊 山楂主要营养成分

1 山楂酸有抗菌作用，对志贺氏痢疾杆菌、绿脓杆菌都有明显的抑制作用。

2 山楂的维生素C、胡萝卜素、钙含量较高，是老弱妇孺优良的营养补充品。

🦷 山楂食疗效果

1 山楂可增强心脏收缩力、扩张血管，进而改善心脏的血液循环和氧分供给，适合心肌梗死、心绞痛患者服用。

2 山楂含有机酸，能帮助分解蛋白质和脂肪，可以改善摄取过多肉类而导致的消化不良问题。

3 山楂所含的类黄酮成分，能软化血管、降低血压和胆固醇、促进脂肪代谢，降血脂功效显著，对心血管疾病患者，如高血压、高脂血症、动脉粥样硬化者或因内分泌失调而引起肥胖的人相当有益。

4 山楂含牡荆素成分，有一定的防癌抗癌功效。

☀ 山楂食用方法

1 山楂含有大量的山楂酸、果酸、枸橼酸等，不宜空腹食用，以免使胃酸激增，对胃黏膜造成不良刺激，导致胃痛。

2 山楂可作为果冻、果糖、果酱、果汁、果酒、蜜饯等加工食品的原料。

⚕ 山楂饮食宜忌

1 中医认为"山楂，多食耗气"，体弱气虚者不宜多食。

2 胃酸分泌过多、十二指肠溃疡和糖尿病患者勿食。

3 孕妇及有习惯性流产者勿食山楂，以免伤胎或造成流产。

山楂莲藕雪蛤汤

预防癌症＋降低血脂

■ 材料：
山楂 35 克，莲藕 75 克，雪蛤 50 克，椰汁
200 毫升

■ 调味料：
冰糖 1 大匙

■ 做法：
1 将山楂洗净；雪蛤洗净，蒸熟备用；莲藕洗净，
  去皮切片。
2 在汤锅中加入适量水煮沸，再加入莲藕片、
  山楂。
3 以小火慢炖 40 分钟，再加入雪蛤、冰糖、
  椰汁即可。

整 肠 排 毒 功 效

  山楂中的钙质能帮助稳定血
压；类黄酮有降血脂、减少自由
基生成、预防肠道老化等功效，
可加速身体排出废物。

整 肠 排 毒 功 效

  山楂含山楂酸、黄酮类等，
具有助消化的功能；红枣有补血
作用；猪瘦肉富含蛋白质和维生
素。此汤品可改善消化不良。

红枣山楂肉片汤

帮助消化＋缓解腹痛

■ 材料：
猪瘦肉 120 克，山楂 20 克，红枣 6 颗

■ 调味料：
盐 1/4 小匙

■ 做法：
1 将材料洗净。猪瘦肉切片；红枣去核。
2 将山楂、红枣、猪瘦肉片和水放入锅中，再
  加盐，开火煮沸。
3 转小火续煮 3 小时即可。

提示 含特殊成分及香气，可止呕、舒缓肠胃不适

佛手

健肠有效成分
膳食纤维

食疗功效
降低血压
舒缓忧郁

- 别名：九爪木、五指橘、香木缘、佛手柑

- 性味：性温，味辛、苦

- 营养成分：
碳水化合物、膳食纤维、柠檬油素、灰分、二甲氧基香豆精、三羟基二甲氧基黄酮、柠檬苦素、胡萝卜苷等

○ 适用者：肠胃痉挛者、紧张焦虑者　✗ 不适用者：阴虚火旺者

佛手为什么能健肠排毒？

1 佛手所含的膳食纤维，可帮助胃肠蠕动，促进消化吸收。

2 《滇南本草》记载："（佛手）补肝暖胃，止呕吐，消胃寒痰，治胃气疼痛，止面寒疼，和中行气。"

3 佛手对肠道平滑肌具有松弛作用，可舒缓肠胃痉挛。

佛手主要营养成分

1 佛手的果皮较厚，含橙皮苷、柠檬油素及香叶木苷等成分，有理气，化痰，改善胃痛、咳嗽、噎膈、呕吐等功用。

2 佛手含香叶木苷和橙皮苷，具有抗炎消肿的作用。

3 佛手醇提取物可抑制肠道平滑肌痉挛，具有增加冠状动脉血流量、扩张冠状血管的作用。高浓度的佛手醇还可降低血压、抑制心肌收缩力、预防心肌缺血、减缓过快的心率。

佛手食疗效果

1 佛手作为中药，主治四肢酸软、气郁、关节痛、疝积、胃痛、骨蒸烦热、传染性肝炎等。

2 佛手有安抚、提振之效，可舒缓沮丧、焦虑的情绪及神经紧绷。其清新的香气，还可缓解愤怒情绪。

3 佛手有助于改善呼吸道传染性疾病，如流行性腮腺炎、支气管炎、肺结核等。

4 佛手多糖可明显促进免疫功能作用，刺激腹腔巨噬细胞发挥作用，对抗环磷酰胺导致的免疫功能低下。

佛手食用方法

佛手多为药用，也可沏茶、制成精油等，其果实可作蜜饯。

佛手饮食宜忌

阴虚火旺、无气滞症状者慎服。

提示 有效改善便秘，并为眼睛的保健良方

决明子

健肠有效成分

大黄素
大黄酸

食疗功效

清肝明目
润肠通便

- 别名：草决明、还瞳子

- 性味：性寒，味甘、苦

- 营养成分：
  蛋白质、碳水化合物、维生素A、大黄酚、大黄素、
  甾体化合物、镍、钴、锰、铜、铁、锌、钼等

○ **适用者：** 眼睛疲劳者、长期便秘者　✕ **不适用者：** 气虚便溏者

决明子为什么能健肠排毒？

1 便秘会使肠壁吸收滞留肠内的毒素，加速人体衰老，甚至导致结肠癌、心脑血管疾病、痔疮等。决明子能使排便顺畅，且无腹痛等副作用，适合慢性便秘患者食用。

2 决明子性寒，有清热、润肠、通便之效，适用于肠燥内热、大便秘结，在中药中常与瓜蒌仁、火麻仁等配伍。

3 现代药学及临床研究指出，决明子含游离及结合成苷的大黄素、大黄酸、大黄酚、胡萝卜素、蛋白质、黏液、脂肪等多种成分，可有效通便，还具有降血压、降血脂等作用。

决明子主要营养成分

　　决明子含有多种维生素和丰富的脂肪、氨基酸、碳水化合物等成分，其保健功能近年来日益受到人们的重视。

决明子食疗效果

1 经动物实验及临床应用证明，决明子能防止血液中胆固醇升高和动脉粥样硬化斑块的形成。

2 决明子具有清肝火、明目等功能。

3 放射治疗后，患者因口腔、舌部、咽喉充血，产生疼痛感，严重者吞咽都觉疼痛，以决明子水含漱及饮用，可减轻不适感，且有一定的治疗作用。

4 中医认为，决明子可清肝、通便、明目、利水。现代药理指出，决明子具有降血压、降胆固醇、降低血脂的作用。

决明子食用方法

　　决明子用清水淘洗后，以小火炒干，冷却后置于瓶中，可代茶叶泡茶，也可用来煮粥。

决明子饮食宜忌

1 气虚便溏者不宜服用。

2 最新研究发现，妇女长期饮用决明子茶，轻则引发月经不顺，重则使子宫内膜功能失调。

决明菊花茶

清热退火 + 清肠排毒

■ 材料：
决明子 20 克，菊花 10 克，甘草 1 片

■ 调味料：
蜂蜜 1 大匙

■ 做法：

1 将洗净的决明子、菊花和甘草放入锅中，加水，以小火煮沸，5 分钟后熄火。

2 闷 5 分钟，倒入杯中降温。

3 饮用前加入蜂蜜搅拌均匀即可。

整 肠 排 毒 功 效

菊花含胆碱、芳香精油、水苏碱，有清热退火之效；决明子含胡萝卜素、大黄酚，可清热降火、帮助排便。

决明子烩鱼

清肝明目 + 改善肠道功能

■ 材料：
决明子茶汤 50 毫升，葱段 20 克，红甜椒条 100 克，沙丁鱼条 150 克

■ 调味料：
淀粉、水各 2 小匙，低钠盐 1/4 小匙，食用油少许

■ 做法：

1 锅内放油，烧热，将葱段爆香，再加入决明子茶汤。

2 将洗净的沙丁鱼条、红甜椒条加入翻炒烩煮。

3 起锅前，加调味料勾芡，略煮即可。

整 肠 排 毒 功 效

决明子有润肠通便之效，帮助肠道蠕动；甜椒中的维生素 C 能增强免疫力，减轻自由基对人体的损害，改善肠胃功能。

人参、西洋参

健肠有效成分
人参皂苷
人参多糖

食疗功效
滋补强身
调节身体功能

● **别名：** 野山人参、野山参；
西洋人参、西参、洋参

● **性味：** 人参性温，味甘、微苦；
西洋参性凉，味甘、微苦

▲人参

▲西洋参

● **营养成分：**
人参皂苷、人参多糖、麦芽醇、皂苷元、人参二醇、人参三醇等

○ **适用者：** 体质虚弱者　✗ **不适用者：** 无气虚病症者

人参、西洋参为什么能健肠排毒？

1 人参可治疗消化性溃疡，具有镇静安神的功效；且人参萃取液可改善胃肠功能及细胞分化能力。

2 实验证实，人参皂苷可抑制组胺、乙酰胆碱及 5- 羟色胺的合成，能调节肠道平滑肌的收缩幅度。

人参、西洋参主要营养成分

1 人参皂苷的主要作用是刺激功能较弱的生理系统，帮助其恢复正常，并预防恶性循环；人参皂苷是免疫系统的增强剂与调节剂，可使各种抗原经刺激后，明显提升抗体合成率。

2 人参中的人参多糖、多种皂苷及人参挥发油，具有对抗肿瘤的作用。如红参中的人参皂苷能使癌细胞分化，使其逆转为非癌细胞。

3 西洋参和人参均含人参二醇和人参三醇。而西洋参的人参二醇单体皂苷的Rb1 成分含量高于人参，使二者疗效和应用上均有差异。基本上，西洋参和人参各具疗效，不可互相替代。

人参、西洋参食疗效果

1 人参是驰名中外、广为人知的名贵药材，具有调节中枢神经系统、增强心肌收缩力、减慢心率、增加冠脉血流量的功效，对心肌有保护作用。能双向调节血压、提高人体的免疫力、抑制血小板凝集、降低血压、防止失血性休克、降血脂和对抗动脉粥样硬化、美容养颜等。

2 人参能使肝脏代谢各物质的酶活性增强，提升肝脏的解毒功能，增强人体对各种化学物质的抵抗力。

3 西洋参所含的皂苷，能有效强化中枢神经系统，起到消除疲劳、增强记忆力、静心凝神等作用，适合烦躁、失眠、记忆力衰退及阿尔茨海默病等患者服用。

4 经常服用西洋参可改善心律失常、心肌缺血，还可强化心肌收缩功能，对气阴两虚、心悸气短等症状的冠心病患者疗效显著。

5 西洋参具有调节胰岛素分泌、促进糖分代谢、降低血糖和代谢脂肪等作用，对糖尿病有辅助治疗作用。

☀ 人参、西洋参食用方法

1 人参可以炖服、嚼食、磨粉、泡酒、炖煮等。

2 西洋参既是药材，也可入菜制成药膳，切片炖煮和直接入菜两相宜。

3 人参入菜时，若要避免吃到人参原有的苦味，可与鸡肉或猪瘦肉一起煮，即可消除苦味。

4 以人参入药或炖煮药膳时，切记不可使用铁锅，以免破坏人参中的成分，最好使用砂锅或瓷锅。

⊕ 人参、西洋参饮食宜忌

1 人参、西洋参为中药，服用前应咨询专业医师，不可滥用。

2 白萝卜具有降低人参、西洋参药效的特性，建议不要同一天一起食用。

山药参味粥

益肺补气＋整肠排毒

■ 材料：

西洋参片 30 克，山药 100 克，白米 240 克

■ 做法：

1 将西洋参洗净，切片；白米洗净；山药洗净，去皮切丁备用。

2 取锅煮水至沸，放入所有材料，以小火炖煮至米粒熟软即可。

整肠排毒功效

西洋参中的人参皂苷有防癌功效，对于慢性胃病和肠胃功能衰弱者，可帮助消化，改善肠道功能，促进体内有害物质的排出。

西红柿洋参茶

滋阴益气 + 抗氧化

■ 材料：

西洋参片 19 克，西红柿 80 克，绿茶 5 克，蜂蜜少许

■ 做法：

1 将西红柿洗净，用热水烫过，捣烂。

2 西洋参片、西红柿碎末与绿茶一起用热水冲泡，并添加蜂蜜搅匀即可。

整 肠 排 毒 功 效

人参皂苷可健胃整肠；而绿茶中的儿茶酚胺可减少肠道中的自由基，保护肠胃，避免其受到有害物质的攻击。

山药荷叶茶

健脾开胃 + 滋阴排毒

■ 材料：

山药、荷叶、桂圆各 11 克，西洋参 15 克，当归 1 片，米酒少许

■ 做法：

1 将所有材料（米酒除外）用水过滤，荷叶用棉布袋包起来。

2 所有药材用 450 毫升热水冲泡，静置 10~20 分钟，将药汤倒出过滤即可。

整 肠 排 毒 功 效

西洋参可健脾开胃，加强消化系统功能；山药有滋补脾、肺、肾的功效，进而起到整肠排毒的作用。

甘草

健肠有效成分
甘草黄酮

食疗功效
抗炎、抗过敏
润肺止咳

- 别名：粉草、国老、甜草
- 性味：性平，味甘
- 营养成分：
三萜皂苷甘草酸（甘草甜素）、甘草苷、甘草黄酮、有机酸等

○ 适用者：发炎者、过敏者　✗ 不适用者：湿盛胀满者、水肿者

🍎 甘草为什么能健肠排毒？

1 甘草黄酮是一种很好的预防胃肠道溃疡的药物及抗氧化剂，能抑制、修复胃肠道溃疡，帮助其痊愈。

2 甘草具有类似肾上腺皮质激素的作用，能抑制组胺所引起的胃酸分泌过度，还可缓解胃肠平滑肌痉挛。

⚙ 甘草主要营养成分

1 甘草所含的甘草黄酮、甘草次酸及甘草浸膏均有镇咳、祛痰作用。

2 现代医学研究指出，甘草苷、甘草酸、有机酸等成分具有解毒、利尿等作用，同时可抗炎症及抗过敏。

🔋 甘草食疗效果

1 甘草具有抗炎、抗过敏的作用，对发炎的咽喉和气管黏膜有一定的修复作用。

2 甘草具有补脾益气、缓急止痛、润肺止咳、缓和药性等功效。

3 目前一些临床上病因较复杂的疾病，如尿崩症、帕金森病、席汉综合征、消化性溃疡等，都可用甘草来辅助治疗。

4 中医认为，甘草可补脾益气、缓急解毒、调和百药、润肺止咳。临床分生用和蜜炙（炙甘草），生用主治痈疽疮疡、胃肠道溃疡、咽喉肿痛，解药毒、食物中毒等；蜜炙主治脾胃功能减退、咳嗽、心悸、大便溏薄、乏力发热等。

☀ 甘草保存和食用方法

1 甘草的味道甜、粉性大，若受潮，容易生虫、变色发霉，因此保存甘草应注意防雨避潮。

2 感冒没食欲时，可在稀饭中加入甘草。甘草的甜味可以增进食欲，以补充体力。

3 蜜炙甘草是将蜂蜜置于热锅中溶化，加热至泛泡时，倒入甘草片拌匀，炒至深黄色后放凉即成。

🍵 甘草饮食宜忌

1 过量食用甘草，会使血压升高，因此高血压患者食用甘草前，最好先询问医师，以保安全。

2 甘草若摄取过多，可能会出现水肿等副作用。

陈皮

健肠有效成分	● 别名：橘皮、贵老、红皮
挥发油 柠檬苦素	● 性味：性温，味苦、辛
食疗功效	● 营养成分：
预防高血压 预防心肌梗死	挥发油、B族维生素、维生素C、对羟福林、川陈皮素、 橙皮苷、新橙皮苷、橙皮素、黄酮化合物等

○ 适用者： 胃肠不适者　　**✗ 不适用者：** 气虚体燥者、阴虚燥咳者、吐血者等

陈皮为什么能健肠排毒？

1 陈皮作为中药，主治脾胃气滞引起的疼痛、腹胀及消化不良。

2 陈皮味苦，是因其所含的柠檬苷和类柠檬苦素。类柠檬苦素性平和，易溶于水，能帮助食物消化。

3 陈皮所含的挥发油，对肠道有温和的刺激作用，能促进消化液分泌，排出肠道内的积气，增进食欲。

陈皮主要营养成分

1 陈皮所含的橙皮苷，可减少低密度脂蛋白的氧化，降低炎症反应及动脉粥样硬化发生率，进而保护细胞中的 DNA，预防细胞突变，降低癌症的发生率。

2 实验证实，陈皮的橙皮苷可保护骨髓细胞、减少骨质流失、降低辐射对骨髓细胞 DNA 造成的伤害。

陈皮食疗效果

1 陈皮可理气、健脾、调中、化痰。

2 以陈皮泡茶饮用，可改善脾胃气滞、消化不良、食欲不振、脘腹胀满、咳嗽多痰等症，还可预防高血压、急性乳腺炎、脂肪肝等。

3 《神农本草经》中记载："（陈皮）主胸中瘕热，逆气，利水谷，久服去臭，下气。"

4 临床上，陈皮可用于治疗慢性萎缩性胃炎等各种胃炎及结肠炎。

陈皮食用方法

1 陈皮用于烹制菜肴时，可调和苦味与其他味道，使料理有独具一格的风味。

2 陈皮冲茶饮用，简单便利且可以开胃醒酒。

3 煮汤时加入几片陈皮，不仅能增添香气，还可缓解胃部不适，缓解咳嗽、痰多等症状。

陈皮饮食宜忌

1 阴虚燥咳、气虚体燥、吐血者慎服。

2 陈皮具有止咳化痰之效，但若久咳不愈或属干咳者，则不宜服用陈皮，以免产生副作用。

清热陈皮茶

健脾开胃 + 帮助消化

■ **材料：**

陈皮 5 克，茵陈 5 克

■ **做法：**

1 将陈皮和茵陈洗净，备用。

2 取锅加陈皮、茵陈和水，开火煎煮 30 分钟，去除药渣即可饮用。

整 肠 排 毒 功 效

陈皮可治胸腹胀满、食欲不佳等症。此道茶饮可以去油腻，适合饭后饮用。

陈皮炖鸡

健脾开胃 + 帮助消化

整 肠 排 毒 功 效

陈皮有开胃功能，可促进胃肠蠕动。此料理可增进食欲，提供营养，使身体更强壮。

■ **材料：**

鸡 1/3 只，陈皮 20 克，葱 2 根，姜 4 片

■ **调味料：**

香油、米酒各 1 大匙，冰糖 1 小匙，盐 1/2 小匙，酱油 1/2 大匙

■ **做法：**

1 将所有材料洗净。鸡切块；葱切段。

2 香油入锅烧热，爆香姜片，加入葱段、陈皮和鸡块一起翻炒 2 分钟。

3 加入盐、冰糖、米酒、酱油和水煮沸，转小火后盖上锅盖，炖煮 20 分钟。

麦芽

健肠有效成分
消化酶
B 族维生素

食疗功效
健脾开胃
舒肝调气

- 别名：大麦芽、焦麦芽
- 性味：性凉，味甘、咸
- 营养成分：
  B 族维生素、麦芽糖、淀粉酶、葡萄糖、
  蛋白质分解酶、转化糖酶、磷脂、大麦芽碱等

○ **适用者：**消化不良、食欲不振者　✕ **不适用者：**哺乳期妇女

麦芽为什么能健肠排毒？

1 麦芽所含的消化酶及 B 族维生素，可帮助消化，麦芽煎剂则可促进胃酸与胃蛋白酶的分泌。

2 麦芽能促进淀粉类食物的消化分解，《本草纲目》云："消化一切米面诸果食积。"

3 生麦芽可补益胃气、帮助消化、开胃等，适用于胃纳呆滞及胃热者，同时可舒肝调气。

麦芽主要营养成分

1 生麦芽所含的 B 族维生素，可以帮助消化，对于改善消化不良和经常性胀气有良效。

2 麦芽中的淀粉酶能水解淀粉，帮助食物消化与吸收。

麦芽食疗效果

1 生麦芽可消积、疏肝，适合作为辅助治疗肝胃不和的食品。

2 炒麦芽经炮制，除了可健脾开胃，还具有退乳消胀之效，需回乳的哺乳母亲可食用。

3 中医认为，麦芽性凉，味甘、咸，归脾、胃、肝经。主治健脾开胃、疏肝行气、消食、退乳消胀。熟麦芽以消食化积为主，主治食积腹泻。

4 麦芽具有疏肝解郁的作用，用于改善肝气郁滞、肝胃不和引起的胁痛、脘腹痛等，可搭配其他疏肝理气的药品同用。

麦芽食用和保存方法

1 麦芽以粒大、色黄、有胚芽者为佳。

2 食用生麦芽可消食健胃，炒麦芽则多用于回乳消胀。

3 脾虚食少、食后腹胀者，可与陈皮、白术等同用。

4 麦芽可促进淀粉性食物的消化，可与神曲、山楂、鸡内金等同用。

5 麦芽膏忌碰水，取用和保存时一定要使用干燥的器具，平时保存不需放入冰箱，置于室内阴凉处即可。

麦芽饮食宜忌

1 哺乳期妇女不宜服用麦芽。

2 腹胀痰热、恶心呕吐者不宜食用。

黑糖麦芽饮

保护肠壁 + 养颜排毒

■ **材料：**

生麦芽 18 克

■ **调味料：**

黑糖 1 小匙

■ **做法：**

1 将生麦芽洗净放入锅中，加 5 碗水以小火煮 20 分钟。

2 放入黑糖调匀，沥出汤汁即可。

整 肠 排 毒 功 效

麦芽中大量的维生素可减少体内过氧化物质对肠壁的伤害；B 族维生素更是肝细胞代谢毒素时需要的辅酶。

神曲麦芽茶

刺激胃肠蠕动 + 帮助排便

■ **材料：**

神曲、生麦芽、谷芽各 11 克，决明子 20 克，桑叶 4.5 克

■ **做法：**

1 将全部材料洗净后倒入锅中，加水，大火煮沸后转小火，续煮 15 分钟。

2 滤去药渣，取汁即可。

整 肠 排 毒 功 效

神曲麦芽茶具有刺激胃肠蠕动的作用，可帮助排便，缩短食物在体内停留的时间，减少小肠对脂肪和碳水化合物的吸收。

第四章
便秘通畅 肠道革命

肠道也有年龄之分，不加以保养，
未老先衰的肠道，将会直接"冲击"你的健康。
用心聆听身体所发出的各种声音，
通过有效疗法——呼吸、按摩、运动，
为你的肠道进行温柔的大扫除。

肠道为什么会老化？

💜 肠道也有年龄吗

过去，人们不仅以实际的生理年龄来判断一个人的生理状态，也会加上心理年龄，来衡量一个人的活力指数。现今，除了生理年龄与心理年龄，人们又加上肠道年龄来衡量一个人的年轻状态。

所谓"肠道年龄"，就是通过肠道中有益菌和有害菌的平衡程度，判断肠道的老化状态。肠道菌群的平衡与否，也用来判断罹患现代慢性病的发生概率。

肠道老化绝非老年人的"专利"，很多人误以为肠道年龄是伴随人体生理年龄的，事实却并非如此。肠道年龄往往能反映一个人的体质状况，也能看出一个人的健康指数，因此，肠道年龄与现代人的健康状态息息相关。

💜 有害菌让肠道老得快

何谓健康的肠道年龄呢？一个健康人的肠道年龄，通常会与他的实际生理年龄相符。人体的肠道在正常情况下，会根据人体的生长与自然代谢状况，呈现符合该年龄段的健康状态。

当我们提到肠道老化时，就是指肠道内有益菌与有害菌的失衡状态。当肠道中有益菌数量大幅度减少，而有害菌不断滋生，肠道就会出现活力衰退的疲劳现象，肠道衰老就会随之产生。

当肠道中有益菌数量较多时，肠道的代谢能力就会增强，消化、吸收的能力也较强，肠道中的毒素与废物也能顺利排出体外，人体自然就能保持健康与活力。因此，我们会说有益菌数量多的肠道"较年轻"。

当肠道中的有害菌数量取得压倒性"胜利"时，易导致便秘与各种消化不良症状。这时，各种慢性病症也比较容易发生，这种情况出现时，我们会说这样的肠道"呈现老化"。

有益菌　　　　　　有害菌

💜 肠道老化非老年人"专利"

近年来，肠道老化的现象早已不是老年人的"专利"。不健康的生活方式，使许多年轻人的肠胃消化能力出现问题。有些研究甚至发现大多数年轻人的肠道年龄出现提前衰老的趋势。

中学生：年轻的高中女学生，正常状态下体内应该有10%～15%的有益菌。有调查显示，不少女学生体内的有益菌数量比例只剩下0.1%，而有害菌的数量比例却在明显增加。

中学生肠道提早老化的原因，主要是现今中学生的课业负担繁重，每天要应付各种补习与考试压力，饮食大多依赖各种速食或精制食物。膳食纤维摄取不足、喝水少、喝大量含糖饮料，再加上每天的课业压力，自然很容易造成肠道老化。

上班族：上班族在办公室工作，往往一坐就是一整天，同时要面对巨大的工作量与紧张的工作节奏，加上午餐与晚餐都依赖外食；若夜晚再加班熬

夜，往往会导致饮食与生活作息不协调。这种生活方式会影响肠道消化吸收，也容易抑制肠道蠕动，长久下来，肠道自然会出现衰老现象。

💜 肠道为什么容易生病

肠道是人体内最辛苦工作的器官之一。肠道每天都必须消化与吸收人体所摄取的各种食物与营养，以供应体内各器官与细胞充足的养分。如果肠道出现衰老现象，身体的细胞也会跟着衰败。

肠道是人体最大的免疫器官之一，而大肠则是人体中最容易生病的器官之一。人体中有70%以上的淋巴组织分布在肠道中，而人体的免疫力往往可通过肠道有益菌与有害菌的平衡状况来判断。

如果肠道中经常堆积大量毒素，肠道就会受到有害菌感染而引发各种消化性疾病，人体的免疫力也会逐渐下降。若没有及时改善肠道菌群的微生态平衡，人体最终将罹患各种慢性病症。

肠道易老化的4大人群

生活方式不健康的人，肠道老得比别人快

人群1　外食及肉食主义者

经常吃肉类或平常大量依赖精制食物的人，体内普遍缺乏膳食纤维。没有膳食纤维的调节与刺激，肠道无法有效蠕动，自然会出现排便障碍。

蔬菜类通常比较不耐保存，餐饮从业者在售卖快餐或各种速食食品时，仅能提供少量蔬菜。为了使外食卖相诱人，商家往往会在烹调食物的过程中加入大量油脂。此外，为了食物保存的便利性，大多数肉类食物会采取油煎或油炸的方式烹调。经常摄取这类食物，往往会造成肠胃负担。

人群2　"夜猫族"

三餐不定时，经常熬夜，肠胃往往无法在正常的时间内进行消化。人体内部的生物钟被打乱后，会逐渐影响大脑对于身体各部位的正确指令，消化系统的排便功能也无法有效正常运作。排便时间长期不固定，最后就会造成便秘。

经常熬夜会干扰人体的神经系统，也导致内分泌系统出现紊乱，长期下来，会引发神经衰弱、食欲不振，进而引发便秘。长期睡眠不足，甚至会导致高血压与胃溃疡。

人群3　压力过大者

医学临床实验已经发现，相当一部分的胃病患者，因为心理因素而导致胃部发生病变。肠道就像人体的第二个大脑，神经细胞数量仅次于大脑，因而肠胃容易受到紧张或压力等情绪的影响。当人体承受过大压力时，身体的生理功能会出现紊乱现象，使激素与胃液分泌出现异常，人体的免疫系统功能便逐渐衰退。

在免疫力低下的环境中，肠内的有害菌就会大幅度繁殖。这时若有病菌侵入肠道，很容易会引发肠道感染性疾病。因此容易紧张、压力大的人，出现痉挛性便秘、腹泻、腹部胀气等不适的概率较大。

人群4 很少喝水者

水分是构成粪便的主要材料，粪便中约2/3为水分，剩下的1/3则是膳食纤维，以及各种代谢后的老废细胞等。人体每天要喝下至少8大杯的水，才能补充身体新陈代谢所需要的水分。

水分是产生粪便的重要元素，平常饮水量不足，将难以顺利产生粪便，进而影响排便顺畅度和排便频率。

不要以饮料代替白开水，因饮料含有许多潜在的致病因子，会对肠道产生威胁，其中的糖分也会影响肠道代谢。

肠道容易老化的4大人群

1 外食及肉食主义者　　2 "夜猫族"　　3 压力过大者　　4 很少喝水者

这些人的肠道为什么容易老化

人群	外食及肉食主义者	夜猫族	压力过大者	很少喝水者
肠道老化原因	1 偏食 2 少吃蔬菜水果 3 膳食纤维摄取不足 4 食物过于精致 5 吃得太油腻	1 晚睡晚起 2 以夜宵代替晚餐 3 睡眠不足 4 错过黄金排便时间	1 生活节奏过快 2 没时间休息 3 情绪紧绷 4 赶时间 5 压力过大	1 喝水太少 2 不喝白开水 3 以果汁或饮料取代白开水
对身体的危害	1 肠道内环境逐渐恶化 2 肝、肾功能低下 3 体内酸性物质增多 4 慢性病开始出现 5 老化提早发生	1 神经衰弱 2 食欲不振 3 便秘 4 高血压 5 胃溃疡	1 痉挛性便秘 2 免疫力下降 3 腹部胀气	1 影响正常排便 2 便秘 3 肠道感染发炎
改善方式	1 1周吃2次素食 2 在家做饭 3 自己购买食材 4 外食时多吃蔬菜	1 尽量提早休息 2 睡前不吃高脂肪食物	1 改变生活节奏 2 用餐细嚼慢咽 3 用芳香疗法舒缓压力 4 提早做好准备工作 5 补充维生素B_6	1 多喝白开水 2 每天固定喝8大杯水

肠道老化的7大征兆

7大征兆：胀气、口臭、头痛、腹泻、疲劳、皮肤粗糙、暴躁

肠道健康可以说是人体健康的一面镜子，当肠道受到毒素侵害，开始出现老化现象时，身体也会出现各种症状。

征兆1　胀气

胀气，是肠道中无法消化的食物腐败后，所形成的一种气化生理反应。有吃夜宵习惯的人，因为夜晚进食难以消化，特别容易有胀气的困扰。这些无法排出体外的气体含有毒素，若体积过大，则会渗入血液中，引发严重的中毒现象。

无法从肠道正常排放的毒素气体，还会回到胃中，引发胃部与肠道的扩张，引起"打嗝"。打嗝很容易将毒素气体推升到口中，产生难闻的口腔臭味与酸味。

征兆2　口臭

通常蔬果摄取太少、经常喜欢吃油炸与重口味食物者，较难排出宿便，而使毒素产生。当毒素逐渐侵害口腔与鼻咽部时，容易引起口臭。持续加重的口臭也会引发口腔与相关器官的疾病。如果无法有效改善，任凭其继续发展，罹患口腔疾病的概率将比正常人高。

征兆3　头痛

肠道腐败细菌增多时，会大量产生各种有害物质。毒素增多，会导致肠内菌群微生态失衡。若通过血液流到身体各部位，携带大量毒素的血液就无法运送充足的氧气到脑部，脑部就会出现缺氧现象，引发头晕或头痛。

1 胀气

2 口臭

3 头痛

征兆4 腹泻

腹泻是指排便时，粪便中水分超过90%，呈现水状或泥状的一种症状。腹泻最常见于细菌感染、肠道炎症或食物中毒。特别是吃了不干净或有毒的食物后，其中细菌会导致肠道内病原菌激增，不断刺激肠道黏膜，使肠道无法吸收食物。此时肠道就会出现防御反应，通过腹泻方式将食物残渣排出。

压力也是腹泻的成因之一。精神紧张时，自主神经系统功能容易异常，导致肠道蠕动出现紊乱。另外，大肠癌或溃疡性大肠炎等特殊疾病，也是引起腹泻的原因之一。

征兆5 身体酸痛疲劳

体内细胞老化产生的肩膀酸痛，真正原因在于肠道出现老化现象。肠道不健康引起的肩膀酸痛，与运动疲劳引起的酸痛不同。运动引发的全身性酸痛，会随身体的代谢作用而将乳酸物质逐渐排出体外；而身体老化所引发的全身酸痛，却难以在短时间内消除。

征兆6 皮肤粗糙暗沉

皮肤的各种问题，往往不在于皮肤本身，而在于肠道内没有清除掉的废物、毒素。皮肤是人体中最庞大的器官，发挥保护内脏与调节体温等作用，同时是人体重要的排毒器官。

当堆积在肠道中的毒素、废物无法随粪便排出时，毒素会渗进血液，进入皮肤中，通过皮肤表层来排出体外，进而引发皮肤暗沉、面疱与黄褐斑等症状。

征兆7 忧郁、暴躁

2~3天才排便一次的女性，比每天都排便的女性出现情绪暴躁的概率高。负面情绪还会加重便秘情况，形成恶性循环，产生精神毒素。肠道中的有害菌便不断滋生，使肠道内环境更加恶劣。

肠道内有毒物质无法清除时，便会扩散并进入中枢神经系统，影响大脑的功能，对人体神经调节功能产生负面影响，使人体反应与思考能力都变得迟缓。

4 腹泻　　5 身体酸痛疲劳　　6 皮肤粗糙暗沉　　7 忧郁、暴躁

便秘类型及原因有哪些?

功能性和器质性便秘，对策大不同

💜 怎样才算便秘

便秘是一种无法正常排便的现象，包括排便的间隔时间过长，使粪便停留在大肠的时间过久，导致粪便干燥、有硬块，或是排便不干净，经常出现下坠感，都是便秘的主要症状。

人体每天都应该保持正常的排便习惯。如果长期不排便、排便次数减少，或因粪便干燥、有硬块，而出现排便困难与疼痛的现象，就称为便秘。

到底多久未排便才称为便秘？每个人的体质不同，通常在1~3天内排便1次，都属正常范围；如果超过3天以上没有排便，就要特别留意。

💜 为什么会便秘

便秘主要与生活习惯有关。便秘的原因通常来自不正常的饮食习惯、生活节奏太过紧张、水分摄取不足、经常熬夜、缺乏运动或没有定时排便的习惯。

便秘看起来是小毛病，然而排便顺畅与否，已经成为判断健康的重要指标。排便若不正常，人体内过多的有毒物质会无法排出，容易引发痔疮、口臭、腹胀等。

长期便秘是肠道健康的"无形杀手"，宿便容易导致发胖，使皮肤出现老化现象，引发直肠溃疡，甚至导致癌变。当便秘严重时，高血压患者往往会因为过于用力排便，而引发中风或心血管疾病。

💜 便秘的类型

由于不同的生活与饮食方式，便秘的类型也不同，你属于哪一类型的便秘？了解便秘的属性，将有效帮助你找出积极有效的对策。

便秘通常可分为两大类，一种是功能性便秘，一种是器质性便秘。

1 功能性便秘

由于肠道蠕动功能变弱，导致无法有效排便；或由于大肠的排便反射能力减弱所引发的便秘类型，属于功能性便秘。功能性便秘又可分为以下4种。

暂时性便秘：生活模式的改变，如饮食的改变；或生活环境的变化，如旅行、搬家、出差等；或精神状态处于异常压力或承受较大烦恼时所引发的便秘，皆属于因大肠肌肉紧张性增高而引起的暂时性便秘。

痉挛性便秘：由于承受较大的精神压力，或突如其来的情感变化，引起肠道出现紧张状态，所引发的一种便秘类型。

迟缓性便秘：分娩过后的女性通常会出现迟缓性便秘，因分娩过后腹肌变得较松弛，导致腹肌收缩力减弱，无法顺利排便；或因分娩后体力衰退，大肠肌肉力量疲弱，无法有效蠕动与收缩，而引发慢性便秘。

经常忍耐便意的人，长久抑制粪便排出，直肠黏膜对于刺激的反应会减弱，导致大肠肌肉弹性变弱，输送粪便的力量减弱，进而使宿便堆积。

直肠性便秘：由于年龄渐长，导致大肠肌肉松弛，收缩能力随之下降，肠道黏膜也变得相对迟钝，使大肠的蠕动减缓，粪便通过大肠时就需要花费较多时间，因而形成慢性便秘。这类型的便秘也很容易产生宿便堆积。

2 器质性便秘

肠道本身发生病变，如发炎、长息肉或癌变，会导致肠道形状变窄或异常，使粪便无法顺利排出体外。此种情况即为器质性便秘。

另外，大肠先天形状异常，导致粪便排泄时产生障碍，也会引发器质性便秘。

便秘的类型与原因

便秘类型	器质性便秘	功能性便秘			
		暂时性便秘	**痉挛性便秘**	**迟缓性便秘**	**直肠性便秘**
发生原因	● 大肠癌 ● 大肠炎 ● 大肠先天形状异常	● 旅行 ● 出差 ● 搬家 ● 压力 ● 饮食改变	● 精神压力 ● 情绪变化	● 分娩过后腹肌松弛 ● 体力较差 ● 较少运动者 ● 习惯忍耐便意	● 年龄增长 ● 肠道肌肉松弛 ● 大肠蠕动迟缓

谁更容易便秘？

1 上班族

上班族长时间久坐，缺乏运动，长久下来会导致腹部肌肉松垮。失去弹性与缺乏锻炼的腹部肌肉，会使肠道肌肉松弛，腹腔血液的供应量减少，胃肠蠕动减弱，导致各种消化液的分泌量减少，消化功能减退。因此，堆积在肠道中的粪便长时间滞留体内，成为宿便。

另外，久坐在办公桌前，下肢持续弯曲，缺乏必要的活动调节，腿部的肌肉缺乏锻炼，使静脉的回流不顺畅；长期下来，会使下肢静脉与直肠附近的静脉区出现瘀血，严重时会导致下肢静脉曲张与产生痔疮。

打击便秘对策：多做背脊运动

久坐的上班族，不妨定时做些简单背脊运动，例如双手伸直往后伸展、腰部往后伸展的动作，可缓解背脊压力，改善胃肠代谢不良。

2 高级主管

这类人士承担的工作责任与压力较大，生活节奏快，情绪较紧张，长期会导致自主神经系统功能紊乱，抑制肠道蠕动而便秘。紧张的生活节奏，会抑制大脑的排便中枢神经，引发习惯性便秘。

加上高级主管时常要参与各种会议，即使有便意也会忍耐。若大脑发出排便的指令经常受到长时间"搁置"，大脑便会减少发出排便指令，长期下来会使排便更加困难。长期忍便，使得大肠中即使有粪便，感觉神经也会因迟钝而无法正常排便，引发习惯性便秘。

对抗便秘对策：适度放松情绪

可多善用假日，进行静坐放松、泡澡舒压，或练习瑜伽，排解上班时的压力，保持心情愉快。

3 节食的年轻女性

年轻女性减肥时，常一味地减少进食量，不仅拒吃肉类，就连米、面等碳水化合物也刻意少吃，仅摄取少量的水果与蔬菜。长时间下来，虽然体重减轻，却会导致身体排便系统紊乱。

由于进食量大幅度减少，肠道内的食物残渣也会变少，就无法提供胃肠足够的刺激。加上节食期间拒吃脂肪类食物，肠道内无法获得油脂润滑，因而会影响排便的顺畅性，导致便秘情况更趋严重。

对抗便秘对策：低热量均衡饮食

可改吃热量较低的鸡肉、鱼肉，主食以红薯、糙米取代白米饭。另外也可多吃菇类，增加排便量，并多喝酸奶，促进排便顺畅。

除了选择低热量的食材，也可用清淡的方式烹调，如水煮、清蒸，将烹煮和调味方式尽可能简单化。

4 缺乏运动的人

当今社会交通工具发达，人们上班皆依赖私家车或大众运输工具，进入办公大楼则搭乘电梯，午休叫外卖，购物依赖网络配送到家，因此平常少有机会运动。加上长时间坐在办公室，下班后不运动，运动量不足，肠道的活动机会自然减少。

运动量缺乏，会导致小腹肌肉无法获得有效的锻炼，胃肠蠕动减弱，长期下来会使腹肌无力，无法产生足够的力量来顺利排便，进而导致便秘。

对抗便秘对策：多做瑜伽伸展

不爱运动的人，可做瑜伽这种缓和运动来代替激烈运动。通过一连串身体肌肉的弯曲与伸展，搭配呼吸调节，达到按摩内脏、刺激腺体的效果。

易便秘的4大人群

易便秘人群	造成便秘的原因	对肠胃的影响
上班族	● 长时间坐在办公桌前 ● 缺乏运动 ● 中午吃速食或便当 ● 膳食纤维摄取不足	大肠蠕动能力减弱，排便功能变差
高级主管	● 工作过度与长期情绪紧张 ● 饮食随便应付，吃东西很快 ● 经常应酬，营养不均衡 ● 经常为了工作忍耐便意	肠道肌肉出现痉挛，引发便秘与腹泻
节食的年轻女性	● 长时间节食 ● 服用减肥药或泻药 ● 胃肠功能失调	代谢出现问题，无法正常排便
缺乏运动的人	● 上班依赖私家车或大众运输工具 ● 习惯乘坐电梯，很少走楼梯 ● 长时间坐在办公室里 ● 下班回到家不运动	胃肠蠕动缓慢

肠道呼吸法

腹式呼吸可促进胃肠蠕动，加速排毒

腹式呼吸是一种调整肠胃的基本锻炼法。运用腹部呼吸时，小腹会鼓起，这时上腹部也会随之提起；等到呼气时，小腹会慢慢收回，通过腹部的高低起伏训练，就能达到按摩内脏的效果，从而增强肠胃的蠕动功能，有效改善便秘与消化不良的症状。

腹式呼吸何时进行效果最佳？

每晚睡觉前或早晨刚起床时，选择空气流通的室内或户外，进行腹式呼吸锻炼。可在1小时内进行4~5次的深度腹式呼吸练习。

腹式呼吸法图解

呼气时腹部凹下，横膈膜上升

呼气

吸气时腹部微胀，横膈膜下降

吸气

坐式腹式呼吸法

功效 锻炼腹肌＋促进胃肠蠕动

做法：

1 采用坐姿，腰背挺直，将双手平放在腹部，运用鼻子吸气3秒。

2 用口部呼气6秒，直到感觉腹部凹进去才完成。

3 弯腰45°，运用鼻子呼气约1秒。

4 重复进行5次。

健胃整肠功效

有效锻炼腹肌，能刺激胃肠蠕动，改善便秘与消化不良的症状；也能改善腹部脏器的功能，加强脾胃功能，有利于疏肝利胆，促进胆汁分泌。另外，还能通过降低腹压而降低血压，对高血压患者很有益处。

肠道按摩法

按摩腿部肠胃相关穴位，有助整肠排毒

中医认为，气血不通就会导致毒素堆积在内脏中，影响代谢与排便。疏通全身的经络与内脏器官的健康具有很大的关联性。通过刺激有关穴位，能帮助恢复健康。

特别是在腿上布满许多司掌胃肠健康的穴位，包括足三里穴、三阴交穴、梁丘穴、公孙穴等。多按摩，能帮助增强内脏功能，使代谢过程更加顺畅，从而恢复肠道健康。

足三里穴按摩法

功效 帮助消化 + 改善胃肠不适

足三里穴位置：

位于膝盖骨外下方凹陷，往下约4只手指横宽处。

做法：

1. 坐在床上，双腿膝盖自然伸直。
2. 将拇指指腹在同侧的足三里穴上进行按压，其余4指紧靠在小腿后侧。
3. 使用拇指用力按压约50次即可。

足三里穴

健胃整肠功效

靠近膝盖附近的足三里穴，主要司掌胃肠的健康。通过按摩此穴位，有助于强化胃肠功能，能改善便秘或胃肠燥热的症状，还可帮助消化。

三阴交穴按摩法

功效 舒缓便秘 + 保护胃肠

三阴交穴位置：

位于内踝尖，往上约4只手指横宽处。

做法：

1. 坐在床上，将双腿自然伸直。
2. 将食指、中指合并，在内踝尖上方的三阴交穴处进行顺时针方向按摩。
3. 稍微施力，顺时针按摩约3分钟即可。

三阴交穴

健胃整肠功效

内踝尖上方的三阴交穴，主要司掌肝脏、脾脏与肾脏的健康。通过按摩三阴交穴，能有效增强胃肠功能，有助于缓解胃肠消化不良或便秘等症状。

肠道运动法

具有肠道消化障碍的人，大多有久坐办公室、长期缺少运动的经历。缺乏运动，会使肠道内环境持续恶化。定期运动就能帮助你调整消化系统，使你的代谢功能变得更好，进而刺激自主神经系统，促使消化与血液循环的功能增强。一旦消化功能提高，宿便与水肿自然就不再出现。

腰部左右旋转操

功效	促进肠道蠕动 + 帮助消化

做法：

1 双脚打开与肩膀同宽；吸气，将双臂高举过头，双手交叉，掌心向上，来回转动手腕。

2 呼气，上半身慢慢下弯，身体、双臂与地面平行；松开手腕，双眼注视双手；吸气，双手带动身体向右转；呼气，双手带动身体向左转。

健胃整肠功效

通过腰部左右旋转的方式，让平时疏于运动的腰部肌肉获得充分刺激。同时，通过外部的运动与内部的呼吸调节，能有效促进肠道蠕动，帮助消化。

做瑜伽可以维持肠道健康

在做瑜伽时，能将压力施加到肝脏与肠道器官上，使肠道器官的紧绷状态得到放松，并促进血液循环，协助改善消化功能，使肠道顺利地进行排毒。

1

2

双手带动
身体左右
转动

品质悦读｜畅享生活